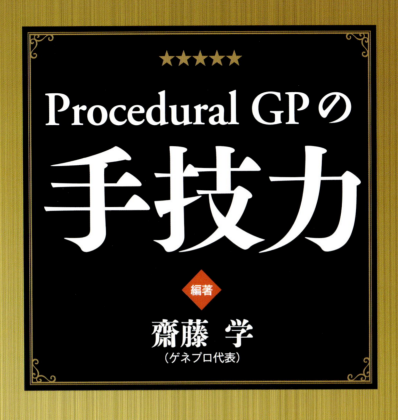

■執筆者一覧

●編著

齋藤　学 〔Rural Generalist Program Japan／合同会社ゲネプロ代表〕

●著者（執筆順）

齋藤　学 〔同上〕

山口卓哉 〔旭川医科大学 麻酔・蘇生学講座〕

国沢卓之 〔旭川医科大学 麻酔・蘇生学講座 教授／旭川医科大学病院 緩和ケア診療部 部長〕

山口純子 〔長崎医療センター産婦人科／長崎県離島医療医師の会 離島・へき地医療研究開発部〕

岩野　歩 〔コールメディカルクリニック福岡 理事長／コールメディカル在宅医療研修センター センター長〕

一宮邦訓 〔長崎県上五島病院 整形外科〕

橋元球一 〔幡多けんみん病院 整形外科〕

小林博仁 〔海老名総合病院 泌尿器科〕

石井恵美 〔やくも診療所 院長〕

飯塚　崇 〔高野台いいづか耳鼻咽喉科 院長〕

山岸真希 〔山岸クリニック〕

阿部純也 〔市立島田市民病院 総合診療科〕

はじめに

「試合では，打ちたい球は来ない．自分が全く予想していない球が来た時に，どう対応するか．それが，大事です」「準備というのは，言い訳の材料となり得るものを排除していく，そのために考え得るすべてのことをこなしていく，ということです」

イチロー選手の言葉です．総合診療や救急医療といったジェネラルの分野に身を置いてきましたが，この名言はまさに，私にとっての日常でした．

「実は足の裏にほくろができて……」「最近，目がチラチラするんです」．外来で患者さんから突然そう言われ，ダーモスコピー検査や眼底検査をしっかり学ばなければと反省する日々がありました．訪問看護師さんから「先生，尿道カテーテルが入らないんです」と連絡があり，駆けつけた私が挿入を試みたのですが入れることができず，結局，病院搬送となった苦い思い出もあります．患者さんに本当に申し訳なく，不甲斐ない気持ちでいっぱいになりながら，そのつど，紹介状を書いたり，病院に搬送したりすることで，何とか事なきを得てきましたが，そのたびに頭に浮かぶのは「ほんのちょっとの『手技力』で，もう一歩踏み込んだ対応ができたのに」という思いでした．

実際，それぞれの専門医に話を聞くと，「このくらいの手技は総合診療の先生達でやってもいいですよ」「数回やれば，すぐにできるようになりますよ」といった，予想外のアドバイスが返ってきました．耳鼻咽喉科や眼科の親しい医師に，日頃の患者さんの何割くらいが，総合診療医でも診られそうかと聞いてみると，「半分以上」という驚くべき答えが返ってきました．

必要な手技が獲得できれば，どれだけの患者さんが安心してその地域で暮らせるのか．しかし，どうすれば，そんな手技力を自分のものにできるのか．どんな球でも打ち返すための準備とは？

そうした思いに可能なかぎりシンプルに応えることを目指したのが，この本の最大の特徴です．耳垢栓塞や陥入爪の処置といった訪問診療の場でも役立つ手技から，挿管困難，ルート確保困難といった救急現場で冷や汗をかいてしまうような手技まで，さまざまな専門領域ごとに，最も頻繁に遭遇する「TOP 3〜5の手技」を厳選．手技力を確実に，かつ，迅速に身につけるためのポイントを絞りこみました．実はそのほとんどが，一度は見たり，経験したりしたものが多いことに気づくと思います．改めて，自分自身の得意なところ，苦手なところを確認してみてください．

解説を担当したのは，各手技を日頃から行い，若手医師の指導にも携わる専門領域の現役医師たちです．（かくいう私も，彼らに頻繁に相談し，動画や写真，電話などでアドバイスをもらってきました．自慢の仲間たちです！）．ジェネラリストが「つまずきやすいところ」「ちょっと工夫すれば簡単にできること」など，エビデンスよりもむしろ，日頃の経験から得たテクニックを，余すところなく披露してくれています．

離島や地方都市にも暮らし，総合診療や救急医療の現場に身を置く中で私が痛感してきたことは，できる限り自分が住む地域で医療を受けたい，という患者さんの希望です．それを実現するためには，ジェネラリストとスペシャリストが一緒になって，互いの守備範囲を考え，確認しあう作業が必要です．それは，医療機関同士のスムーズな連携にもつながっていくでしょう．

料理本医療（Cook Book Medicine）と揶揄されることもありますが，救急カートの上にこの本を広げて，あるいは，外来処置室の机に広げて，キッチンで料理本を参考にするのと同じように，手技をしてみてください．「今この手技力が必要！」という時，この本がきっと，良き指導医になってくれると思います．安心して患者さんと向き合える——．この本が，高い志を持つみなさまのそんな一冊になってくれたら編者として，望外の喜びです．

The right skills in the right place at the right time.

（適切な技術を，適切な場所で，適切な時に）

ゲネプロ代表
Director, Rural Generalist Program Japan
齋藤　学

本書の特徴

　本書は，気管挿管や静脈路確保などの基本手技より一歩進んだ，地域の第一線で活躍する総合診療医に求められる手技を厳選して掲載しています．そして各手技には，難易度（★の数）を設定しています．

★	Basic skills	＝初期研修医が身につけたい手技力
★★	Intermediate skills	＝総合診療医が身につけたい手技力
★★★	Advanced skills	＝1年間の専門研修（サブスペシャリティー研修）で身につけたい手技力
★★★★	Specialist skills	＝専門医の手技力

　Basic skills は初期研修医が，実践の場で，ひとりで行えることを目指してほしい手技です．

　Intermediate skills は，総合診療医ならば何度か経験すればひとりで行えるようになるだろうと判断した手技で，本書では一番多く取り上げられています．Advanced もしくは Specialist skills は，離島やへき地，救急の現場など，医療スタッフが限られた状況下で必要とされる手技です．特に脳神経外科や麻酔科，産婦人科には「術者の介助ができる」ことを目的とした手技があります．

　必要とされる手技力は，働く医療圏や地域，所属する病院によっても異なりますし，初期研修医，総合診療医，あるいは専門医といった，立場によっても変わってきます．手技ごとの難易度（★の数）は，巻末にある「Procedural GP の手技力チェックリスト」に記してあります．ご自身の置かれている立場や環境に応じて，修得すべき手技を選択してください．

　各手技の章のはじめには，「マスターすべき器具」をまとめてあります．どれもスペシャリストの思い入れのある器具から厳選したものです．「弘法筆を選ばず」とは言いますが，手技を行う頻度が低い医師にとって，使いやすい器具を見つけることはとても大切です．スペシャリストが選ぶ優れた器具は，確かな手技を行う一助となるでしょう．

Procedural GP の手技力
Procedural GP skills

目次

はじめに —— iii
本書の特徴 —— iv

1 救急　齋藤 学　2
1. 困難な気道確保 —— 3
2. ルート確保 —— 7
3. 胸腔ドレナージ —— 9
4. 心嚢ドレナージ —— 12

2 麻酔科　山口卓哉・国沢卓之　14
1. 脊髄くも膜下麻酔 —— 15
2. 硬膜外麻酔 —— 20
3. 超音波ガイド下末梢神経ブロック —— 25
4. 超音波ガイド下血管穿刺（内頸静脈留置・腋窩静脈留置）—— 42

コラム　脳脊髄液の逆流の確認と麻酔科医の思い出 —— 18
コラム　手技時の鎮静について —— 48

3 産婦人科　山口純子　50
1. 子宮頸がん検診 —— 51
2. 外陰・腟の診察手技 —— 58
3. 不正性器出血の診断手技 —— 63
4. 妊娠の診断手技 —— 71
5. 胎児エコーの検査手技 —— 77

コラム　子宮底長から妊娠週数を推測してみよう —— 89

4 在宅緩和ケア　岩野 歩　90
1. 終末期の鎮静 —— 91
2. 気管カニューレの選択 —— 95
3. 胸腹水穿刺 —— 99
4. PICC 挿入 —— 101
5. 皮下輸液 —— 103

コラム　意思決定支援　選択を支えるには —— 106

5 整形外科　一宮邦訓・橋元球一　108
1. 関節注射（穿刺）—— 109
2. 骨折・脱臼の処置 —— 116
3. 外固定（シーネ）—— 130
4. Fascia リリース —— 135

6 泌尿器科　小林博仁　140
1. 排尿障害時のエコー診断 —— 141
2. 尿道カテーテル留置困難 —— 144
3. 急性陰嚢症のエコー診断 —— 148

7 眼科　石井恵美　152
1. 視力測定 —— 153
2. 眼圧測定 —— 156
3. スリットランプ検査 —— 159
4. 眼底検査 —— 164
5. 眼科超音波検査 —— 169

コラム　アイケア HOME 手持ち眼圧計 —— 158

8 耳鼻咽喉科　飯塚 崇　172
1. 鼻出血の止血処置 —— 173
2. 耳垢除去 —— 177
3. 異物除去 —— 182
4. 扁桃周囲膿瘍の切開排膿 —— 187

9 皮膚科　山岸真希　190
1. 糸状菌検査 —— 191
2. ダーモスコピー検査 —— 194
3. 粉瘤の切開排膿 —— 197
4. 褥瘡のポケット切開 —— 200
5. 陥入爪の処置 —— 202

10 脳神経外科　阿部純也　206
1. 穿頭術 —— 207
2. 開頭術 —— 214
3. t-PA 静注療法 —— 221

コラム　血管内治療：脳血栓回収療法 —— 224
コラム　画像での早期虚血性変化の診断 —— 224

付表　Procedural GP の手技力 チェックリスト —— 225
索引 —— 239

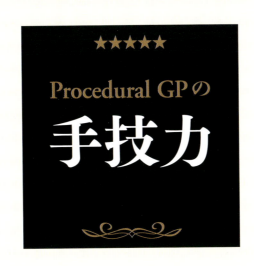

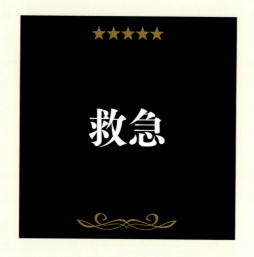

救急

　ここでは救急医療の手技について，初療から30分間をどうしのぐか？に焦点を当てて記載します．教科書には多くのやり方が書いてありますが，まずはこれを絶対におさえたらよい，というものをワンパターンのみ記載します．そして繰り返し，繰り返し，何度も，何度も，頭と体に叩き込んでください．その後，余裕がある方は，成書で手技の引き出しを増やしてください．

　救急医療の手技は，とにかく気道管理です．気道が確保できなくては30分も闘えません．そして次はルート確保です．転院搬送の準備ができるまで，ドクターヘリが来るまで，気道を確保し，ルートを確保できれば，最初の30分はなんとかしのげます．

救急手技 TOP 4

1. 困難な気道確保
2. ルート確保
3. 胸腔ドレナージ
4. 心囊ドレナージ

1 困難な気道確保

喉頭鏡，ビデオ喉頭鏡，LMA は三種の神器です．

マスターすべき器具

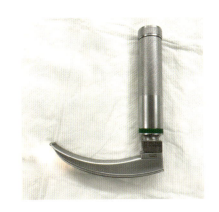

01 | 喉頭鏡 No3

シャネルは No5，喉頭鏡の定番は No3 です．年に何回も挿管をする機会がない場合は，徹底して No3 で練習しましょう．
気道管理に強い麻酔科医や救急医は，No4 や特殊な喉頭鏡を使いこなしますが，たいていの挿管は No3 でなんとかなります．ブレードの脱着が目をつぶってでもできたら，喉頭鏡に慣れた証拠です．徹底的に仲良くしてください．

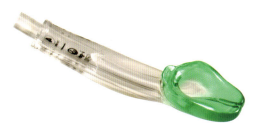

02 | LMA

「ラリマ」と表現されることが多いでしょうか．最近はこの LMA がかなり進化してきており，慣れていなくても，そのまま挿入できる形状に工夫されてきています．LMA もたくさんの種類が出ていますが，写真の i-gel® があればなんとかなります．サイズは，女性が 3，男性が 4 です．

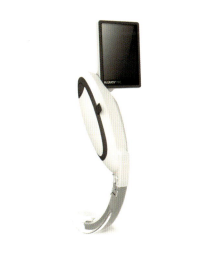

03 | ビデオ喉頭鏡

LMA と同様，かなり進化し，種類も豊富です．気道確保の必需品です．以前はすべて喉頭鏡でしたが，ビデオ喉頭鏡がここまで普及しているので使わない手はありません．年に何回も気管挿管をすることのない医師こそ，ビデオ喉頭鏡を使いましょう．研修医も最初はビデオ喉頭鏡で慣れることをお勧めします．車の運転をほとんどしない人が，カーナビ（ビデオ喉頭鏡）なしで運転するようなものです．日頃の素振りが大事です．

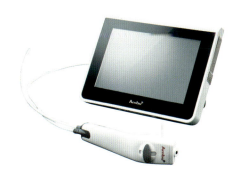

04 | 気管支鏡
fiberoptic scope

診療所ではビデオ喉頭鏡を用意すれば十分ですが，救急車を受け入れる病院には気管支鏡は必須の道具です．ビデオ喉頭鏡で声門が見えないときに使います．比較的安価な気管挿管用のスコープもあります．

1 救急

＼THE手技／

症例 60歳，男性．呼吸困難感を訴えた後に意識レベル低下．気管挿管が必要と判断し処置室に移動した．久しぶりの気管挿管で，手が震えている．喉頭蓋が持ち上がらず声門が見えない．ブラインドでトライするも食道挿管だった．

PLAN A 喉頭鏡

- まずは喉頭鏡No3を使いましたか？（図❶）声門が見えなかったら枕を高くして（図❷），甲状軟骨を押して（図❸）もらいましょう（BURP法）．
- これでも見えなかったらすぐにマスク換気（バッグバルブマスク）に切り替えます．

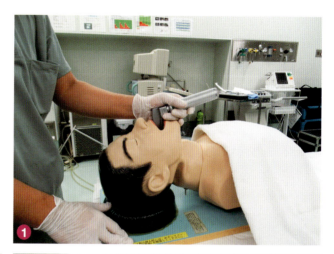
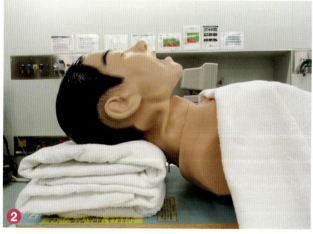
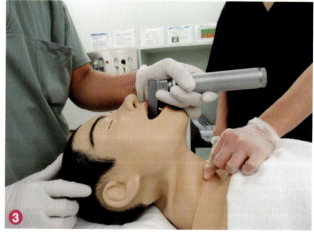

PLAN B ビデオ喉頭鏡

- むずかしいと感じたら，迷わずにビデオ喉頭鏡に切り替えましょう（図❹）．看護師さんには，日頃からビデオ喉頭鏡のセッティングに慣れておいてもらいましょう．**PLAN B**までの手技で，通常9割以上は気管挿管が可能です．

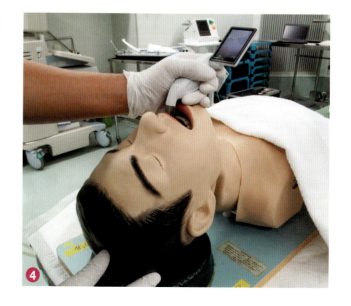

PLAN C　LMA＋気管挿管

- これでもダメなら一度深呼吸です．i-gel® を準備してもらい，喉頭鏡のブレードを滑らせるようなイメージで挿入しましょう．i-gel® は体温で温められると喉頭の形にフィットし，漏れが出にくいように設計されているので信頼して挿入してください（図❺）．挿入できたら，しばらくバッグで換気をしましょう．
- 搬送や人工呼吸器管理が必要な場合は，確実な気管挿管に切り換えたほうが安全です．i-gel® に気管支鏡を通して気管挿管が可能です．i-gel® サイズ3には 6.0 mm，i-gel® 4には 7.0 mm の気管チューブが通ります（図❻）．

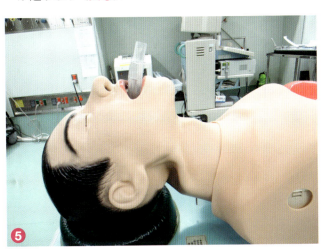
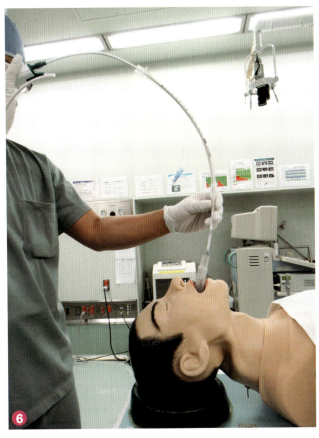

PLAN D　喉頭鏡＋気管支鏡

- これでもダメなら，喉頭鏡（もしくはビデオ喉頭鏡）＋気管支鏡のコンビネーションです．喉頭鏡で視野を確保し，気管支鏡を声門めがけて挿入します（図❼）．気管支鏡に気管チューブをセットしておくのを忘れずに．このとき，気管支鏡の操作は，慣れている医師が行うほうがよいです．

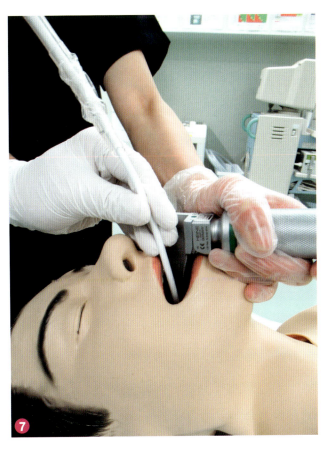

PLAN E 外科的気道確保

- 最終手段は輪状甲状間膜の穿刺または切開です．ここでは切開について説明します（図❽）．
- 甲状軟骨をしっかり押さえ，輪状甲状間膜（赤線の部分）を2cm横切開します．曲ペアンを気管孔に挿入し，横方向，縦方向と広げます．曲ペアンで気管孔を広げたまま，6.0mmの気管チューブ（気管カニューレ）を挿入します．皮膚は縦切開でも可能です．
- 解剖学的に異常がある場合（喉頭癌の治療歴や外傷など）を除けば，**PLAN D** までの手技で，気管挿管はほぼ可能です．日頃から，いろいろな場面を想定して，トレーニングを積んでください．とにかく気道確保ができればなんとかしのげます．

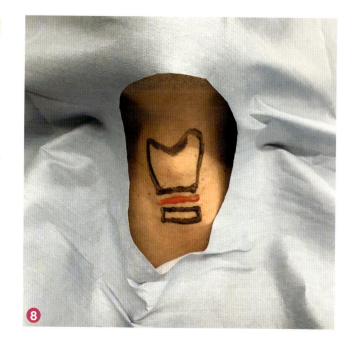
❽

ルート確保

血管も山ほどあるのになかなか入りません．
血管をアプローチする順序を決めておきましょう．

＼マスターすべき器具／

01 | 静脈留置針

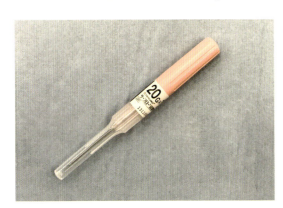

静脈留置針は20Gでよいでしょう．教科書では18Gなどと書いてありますが，まずはポンと20Gでルートを確保して，血圧が上がってきたら，太い血管に再トライするのが現実的です．

02 | 太めの静脈留置針
rapid infusion catheter：RIC Line

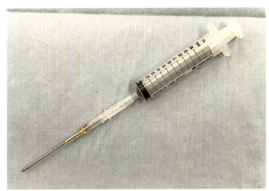

大腿静脈にアプローチするときに使います．透析室に同じような針があると思います．16Gや18G針がありますが，まずは18Gでよいでしょう．輸液を投与して血圧が安定してから，落ち着いて中心静脈カテーテルに切り替えましょう．

03 | エコー

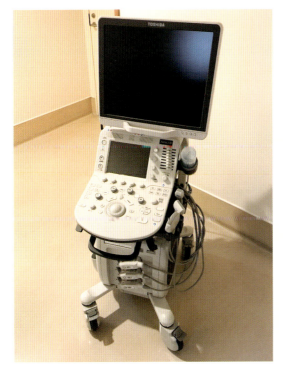

診療所でエコーのプローブが揃っていなくとも，心エコー，腹部エコーのプローブで大腿静脈を探すのは容易です．自分の手とエコーを頼りに確実に挿入しましょう．

THE手技

症例 60歳，男性．タクシーの中で気分不良となり，診療所にたどりついた時はすでに橈骨動脈が微弱．完全なショック状態であった．外来そっちのけで，スタッフ全員が処置室に集まる．両手足4名の血管確保に医師と看護師が付きっ切りになっている．モニターは徐脈になりつつある．

- どこの血管からアプローチするか，自分なりの定石を決めておきましょう．前腕，肘，上腕内側の順番でしょうか．慣れていない医師は大腿静脈を狙いましょう．もちろん，内頸，外頸，鎖骨下，PICCなどたくさんありますが，まずは大腿静脈に確実に留置できるよう準備をしておきましょう．

PLAN A 前腕で探す

- まずは前腕で探しましょう．
- 肘は入れやすいですが，抜けやすいです．意識がなく体が動かない場合は，まず肘にルート確保をしておいて，あとから前腕にトライするのもありでしょう．
- 前腕，次に肘を探しても，血管が見つからなかったら，上腕内側も使えるので，探す習慣をつけておきましょう．

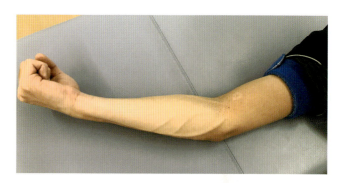

PLAN B 大腿静脈へのアプローチ

- 末梢の血管が見つかりにくかったら，大腿静脈へのアプローチです．一時的に太めの静脈留置針などを挿入しておいて，血圧が安定したら中心静脈カテーテルに切り替えましょう．ICUや病棟に移動してからでかまいません．転院搬送まで時間がある場合は，中心静脈カテーテルを挿入しておいたほうが安全です．股関節を可能なかぎり外旋させると，動脈と静脈の重なりがなくなり，動脈穿刺が減ります．

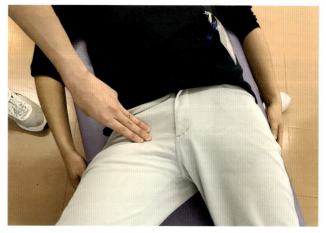

PLAN C 超音波ガイド下血管穿刺

- 上記でダメなら超音波を用いましょう．大腿動静脈からの採血は経験された方も多いでしょう．ショックの患者さんが来たら全例エコーの電源を入れておきます．交差法でプローブのなるべく近くを穿刺すること．右と左は間違えないようにしてください．

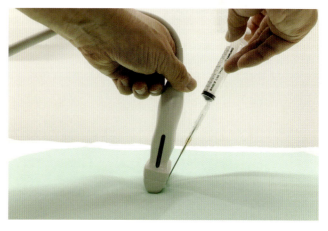

胸腔ドレナージ

　気胸があって，苦しがっている場合はチェスト・チューブ挿入の適応です．バイタルサインが安定しており，呼吸困難感がない場合は，搬送先の医師と確認して，慣れた施設でやるほうが安全でしょう．またドクターヘリ搬送の場合は，搬送前に挿入しておいたほうが安心です．フライト・ドクターにとっては手慣れた手技なので，待てそうな場合は，判断も含めて挿入まで依頼してもよいでしょう．

マスターすべき器具

01 | ペアン

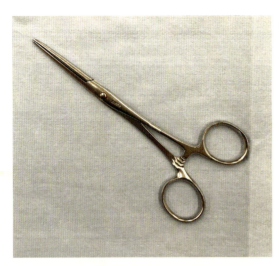

直型と曲型があります．最後の胸膜を破るときは力が必要なので直型のペアンのほうがやりやすいかもしれませんが，手元にあるほうで十分です．ペアンは無鈎ですが，有鈎になるとコッヘルといいます．

02 | チェスト・チューブ

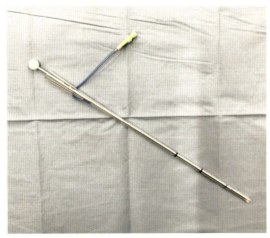

教科書によって記載はまちまちですが，選択に困ったら20 Frとしましょう．もちろん自分で選択できる場合は問題ありません．

1 救急

＼THE手技／

症例 60歳，男性．前日に足を滑らせ転倒．右の胸を強打したが，休めば治るだろうと自宅で静養していた．その後，徐々に呼吸が苦しくなり，打撲したところの痛みも取れないので診療所を受診した．X線を撮ると左の肺が完全に潰れている気胸であった．

STEP 1　皮膚切開

- 局所麻酔を胸膜までしっかり効かせます．第5肋間中腋窩線が定石ですが，触っただけでこの辺だな，とわかるようにしておいてください．
- 気胸の場合は皮下気腫がひどくわかりにくい場合があります．皮切は2cm程度です．ペアンが入り，指が入ればよいので，チェスト・チューブの2倍もあれば十分です．急ぐときは3cm切ってもよいですが，そのときは皮膚縫合をしっかりしましょう．

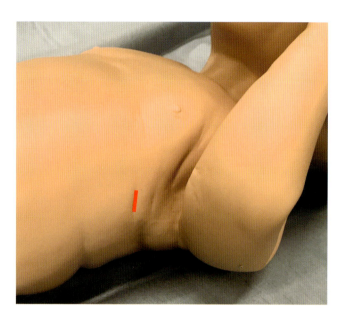

STEP 2　ペアンによる剝離

- 急ぐときはそのままペアンで胸膜を突き破ります．肋間筋を"ザクザク"と剝離しながら，胸膜にぶつかったと思ったら，左手を添えて"ズボッ"と胸膜を突破します．途中で痛みが出たら適宜麻酔を追加しましょう．痛みを気にしすぎるあまり，処置が遅れるのは避けましょう．気胸の場合は"プスッ"いう音が聞こえますので，これで一安心です．

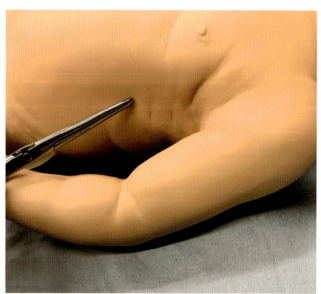

STEP 3　指による脱気

- ペアンにて突破した穴を指で見つけ，指を挿入して円を描くように胸膜の癒着がないか確認しましょう．finger drainage という言葉もあるくらいなので，これだけでも目的は達成です．

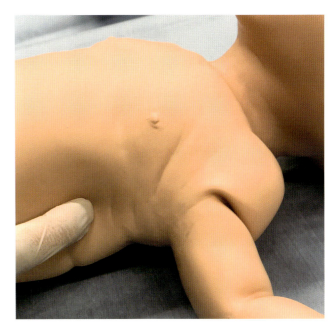

STEP 4　チェスト・チューブ挿入

- 入院，搬送となる際は，チェスト・チューブを挿入しましょう．方向は，胸郭前面，肺尖部を目指します．スタイレットは先端から少し引いておき，ペアンで挿入しましょう．

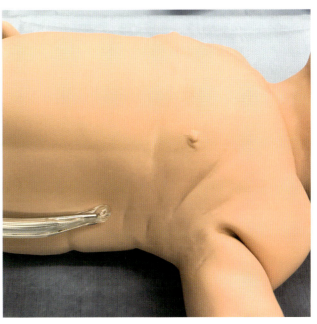

心嚢ドレナージ

心嚢内への出血の原因としては，
① 外傷，② 心筋梗塞や心破裂，③ 大動脈解離や大動脈瘤破裂などによる心嚢内出血
があります．

＼マスターすべき器具／

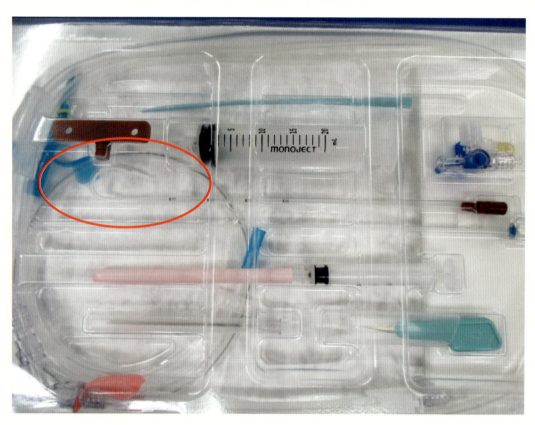

01｜心嚢ドレナージセット

心嚢穿刺専用のキットです．ドレナージ・カテーテルの先端がピッグテール型になっており，心嚢内に留まりやすいのが特徴です．キットが手元にない場合には，ガイドワイヤー付きの中心静脈カテーテルを挿入しましょう．

麻酔針で試験穿刺をすることがありますが，心嚢の内容液が濃い場合は23Gなどでは引けないことが多く，皮下組織で麻酔針が曲がることも多いため，麻酔は細い針で行い，本穿刺は本針で穿刺したほうがスムーズです．

THE手技

症例　60歳，男性．バイクを運転中に対向車と正面衝突．胸部を強打．救急搬送された．来院時，収縮期血圧は60台と低く，心エコーにて心嚢液の貯留を認めた．

穿刺の準備

- モニターを四肢誘導だけでもよいので装着しておきましょう．エコーで針先がわからないまま進めたとしても，PVCが出る場合は穿刺針が心筋に触っていることがわかります．

PLAN A　心窩部アプローチ

- 超音波ガイド下で心臓に向かって穿刺します．可能であれば心筋のない方向を穿刺していくほうが安全です．心嚢液が引ければ，まずはガイドワイヤーを進め，次にしっかりと皮膚切開を入れ，カテーテルを留置します．心窩部アプローチの短所としては，心窩部の骨をよけるとプローブが邪魔で穿刺しにくいこと，肝腫大があると穿刺が困難な点です．

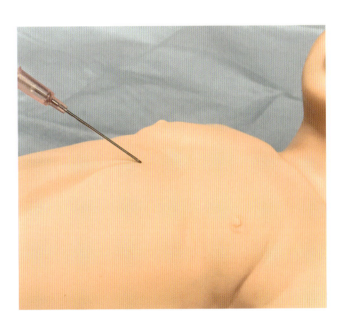

PLAN B　左前胸部アプローチ

- 穿刺としては，胸水穿刺と同様，肋骨上で穿刺します．胸骨に近いと，硬くて刺しにくく，また離れすぎると気胸などの恐れがあります．大量に溜まっていれば問題はありませんが，左前胸部には左前下行枝があり，冠動脈に針を当てると致命的になる可能性もあり，深さに注意が必要です．そういった意味でも，エコーで見やすい本針で，深さをみながら穿刺するほうが安全です．場所は，胸骨の左側になります．

穿刺後

- 心嚢液を大量にドレナージすると，血圧が上がり再出血する危険があります．原疾患にもよりますが，原則として心臓外科のある施設への搬送を考慮しましょう．

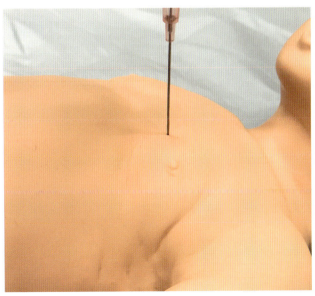

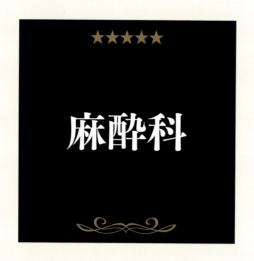

　へき地や離島では午後から手術室で働くことがあります．しかし，脊髄くも膜下麻酔や硬膜外麻酔などの麻酔科手技は研修医以来，久しく行っていないから怖いと思われる方も多いと思います．オーストラリアのへき地で働く総合診療医は，サブスペシャリティーを有しており，その一番人気は麻酔科です．理由は麻酔科手技が，手術室のみならず，救急外来や内視鏡室，MRI室や在宅など，あらゆる場所で大いに役に立つからです．ここでは麻酔科を専門にしない医師が身につけておくとよい手技について説明します．

麻酔科手技 TOP 4

1. 脊髄くも膜下麻酔
2. 硬膜外麻酔
3. 超音波ガイド下末梢神経ブロック
4. 超音波ガイド下血管穿刺（内頸静脈留置・腋窩静脈留置）

1 脊髄くも膜下麻酔

適応
- ◎ 下肢の整形外科手術全般：例えば高齢者の大腿骨頸部骨折，など
- ◎ 下腹部の短時間（1〜2時間）手術：例えば鼠径ヘルニア手術，など
- ◎ 下肢の処置の際の鎮痛（鎮静ができないとき，したくないとき）：例えば人工股関節脱臼の整復，など

＼マスターすべき器具／

01 | 脊髄くも膜下麻酔針 （スパイナル針，ルンバール針）

「脊髄くも膜下麻酔の針」といえば，施設によっても差があるかもしれませんが，25 G 前後の太さの針を用います（脳脊髄液の検査の際にはもう少し太い針を用いることもあるかと思います）．先端の形状により大きく2種類に分かれますが，多くの施設では cutting 針が用いられていると思います．

硬膜穿刺後の頭痛を懸念する場合は 27 G の non-cutting 針を用いることもありますが，針が曲がりやすい，外筒を用いなければならない，など「ひと手間」が必要になりますので，まずは 25 G の cutting 針を用いて穿刺をしましょう．

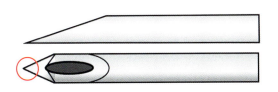

cutting 針
見慣れたタイプの針先だと思います．先端に刃（赤丸）がついており，組織を cut しながら進んでいきます．クインケ針ともよばれます．

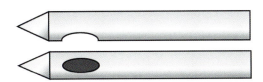

non-cutting 針
先端が円錐状で，刃はついていません（non-cutting）．組織を押しのけながら進んでいきます．ペンシルポイント針ともよばれます．

THE手技

STEP 1　まずは腹部X線画像を確認

- どこを確認しますか？　図❶のココ（赤丸）です．典型的にはX線画像で黒い丸もしくはハート型に見えます．interlaminar spaceとよばれますが，図❷のように上位の椎弓板下縁と下位の椎弓板上縁に囲まれたスペースです．ここには黄色靱帯があり，この奥が硬膜外腔であり，さらにその奥が針先が到達すべき脊髄くも膜下腔です．

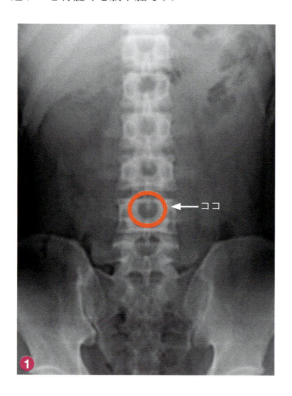
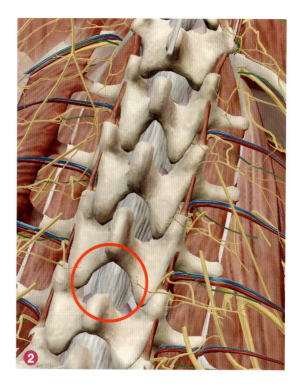

STEP 2　背中を丸めてもらう

- 体位8割！　患者さんに膝を抱えてもらい，「自身のお臍を覗き込むように」背中を丸くしてもらいます（図❸）．棘突起と棘突起の間が広がり，穿刺がスムーズになります．介助の看護師さんと協力してやりましょう．

STEP 3　穿刺する棘間の同定

- ヤコビー線（両側の腸骨稜を結ぶ仮想線．L4の棘突起と同じ高さといわれる）を頼りに穿刺する棘間（L3/4もしくはL4/5）を同定しましょう（図❹）．

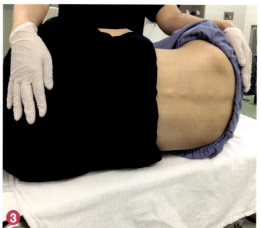
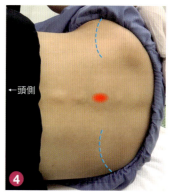

左下側臥位にして，左右の腸骨稜（青の破線）を結んだヤコビー線を頼りに同定したL4棘突起（赤丸）．その頭側の棘間がL3/4．尾側ならL4/5です．

STEP 4 局所麻酔

1. L3/4 もしくは L4/5 の棘突起間が触知できたら，まずは局所麻酔をします．皮膚・皮下にしっかりと局所麻酔をしましょう（図❺，❻）．できるだけ細い針（27 G）で「ゆっくりと」注入しましょう．
2. 27 G で皮下の浅いほうの麻酔ができたら，23〜25 G の短針を用いて，もう少し奥のほうにも局所麻酔をします．最初の 27 G で行った局所麻酔が効いているはずですので痛くないはずです．棘間靱帯にも注入したいところですが，強靱なので無理に注入はしなくてもよいです．注入したら局所麻酔が効くのを待ちます．焦って次の処置（本穿刺）に移ってしまいがちですが，意外とこの「待つ」という作業が大切です．長く感じますが，状況が許せば 1〜2 分ぐらい待つとよいでしょう．

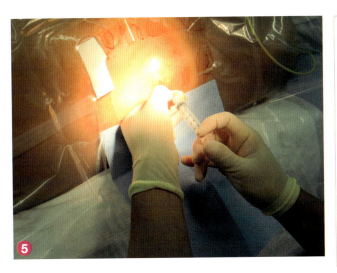
❺

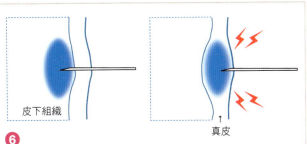
❻ 皮膚に垂直に刺入しますが，最初に注入するのは真皮ではなく，真皮よりわずかに深層のほうが痛みは少ないようです．皮下に注入した局所麻酔薬は真皮へ浸潤し，皮膚表面でも効果を発揮します（救急外来で切創や裂創に局所麻酔する際に創面から皮下に注入するのと同じ考え方です）．真皮への注入（右）は注入時痛が強いかもしれません．

STEP 5 本穿刺

1. 局所麻酔が効いていることを確認して，ゆっくりと皮膚から皮下，そして棘間靱帯へと穿刺します．ベベル（カット面）の向きは天井向きです（図❼）（後述）．

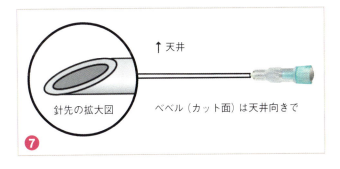
❼ ベベル（カット面）は天井向きで

2. 針先の向きは患者さんの左右にずれることなく，そして頭尾側方向にずれることなくまっすぐです．針が棘間靱帯に入ると抵抗を感じますので，そこでいったん手を離してみましょう．
   手を離したときに図❽のように，針が手を離す前と同じ格好をしていれば，針先は棘間靱帯に入っています．針基（図中★）が重力に従ってダラリと床方向に下がってしまえば，針先はいまだ皮下です．もう少し進めましょう．

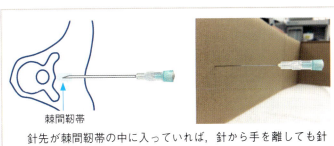
針先が棘間靱帯の中に入っていれば，針から手を離しても針基の位置は手を離す前と同じ．

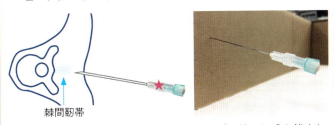
❽ 針先が棘間靱帯の中に入っていなければ，針から手を離すと針基は重力によって地面方向に下がります．

3 針先が棘間靱帯に入っていることを確認できたら，少し遠目に見て，①刺入点が患者さんの左右にずれていないか，②穿刺方向が患者さんの左右にずれていないか，を確認します（図⑨）．これを怠って，不適切な刺入点・穿刺方向に針を進めていっても成功しません．

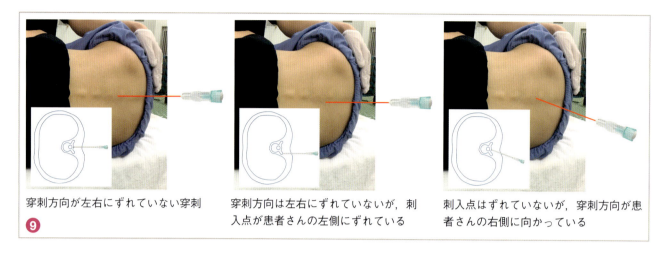

⑨ 穿刺方向が左右にずれていない穿刺 ／ 穿刺方向は左右にずれていないが，刺入点が患者さんの左側にずれている ／ 刺入点はずれていないが，穿刺方向が患者さんの右側に向かっている

4 予定どおり，まっすぐ穿刺できている，と判断できたら，あとは，①針全体を2mm進める，②右手で内筒を抜く，③脳脊髄液の逆流を確認する（くも膜下腔に入ったことがわかる），を繰り返していきます（図⑩）．特に針全体を進めるときは，ゆっくり，かつ針を曲げないように進めます．

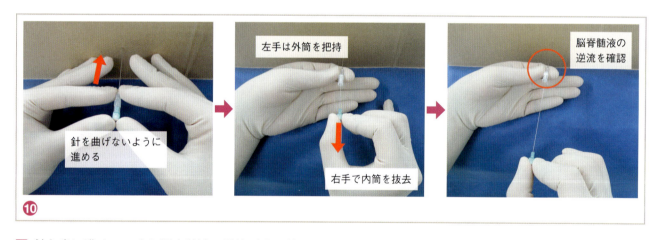

⑩

5 針を奥に進めていくと脳脊髄液の逆流がくる前に骨に当たることがあります．その際は穿刺方向を変える必要がありますが，方向を変えるときは少なくとも皮下まで抜いてから行いましょう．針先が靱帯内にあるときに向きを変えても，思ったほど穿刺方向は変わりません．

6 脳脊髄液の逆流が針基内に確認できたら，針を90°回転させて，90°・180°・270°・360°（元の位置）の全方向で逆流があることを確認します（この操作は，必ずしも行う必要はない，と記載してある

 Column 脳脊髄液の逆流の確認と麻酔科医の思い出

　ベテランの先生方は，「針を2mm進めて確認の繰り返し」などという煩雑なことはせずに，ゆっくりと，しかし一気に硬膜を貫くところまで針を進めるかもしれません．その理由は「硬膜を貫いた感覚がわかるから，その感覚が得られるまで針をゆっくり進める」のだと推察しますが，硬膜を貫いた感覚がわかるには，ある程度の経験が必要かもしれません．硬膜を貫いた感覚がわからずに針を進め続けると，針先が馬尾に接触する危険性が

あります．筆者は20歳の時に髄膜炎になり髄液検査を受けましたが，穿刺針が馬尾に接触するという貴重な経験をしました．幸い後遺症はありませんが髄膜炎でひどい頭痛の中，会陰や下肢に突然の電撃痛がきたので二重苦を味わうことができました．患者さんに同じ経験をしてほしくないという思いから，筆者は「少しずつ脳脊髄液の逆流を確認しながら」針を進めるようにしています．

教科書もあります．要は針のベベル全体が脊髄くも膜下腔内に入っていることを確認するための操作です）．

STEP 6 局所麻酔液の注入

1 脊髄くも膜下麻酔用の局所麻酔薬が入ったシリンジを穿刺針に接続します（図⑪）．穿刺針が不意に奥に進んでしまって針先が馬尾に接触することがないように，穿刺針もしっかりと把持して接続します．

2 接続できたら，手術内容と患者さんの体格に応じた局所麻酔薬をゆっくり注入します（1秒で0.2cc注入するぐらいの早さで）．

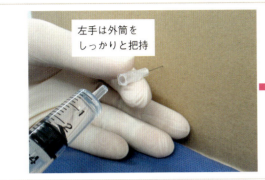

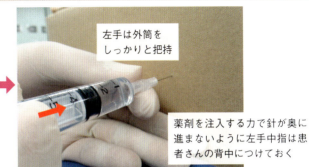

3 注入が終わった時点で，高比重なら下側の，等比重なら上側のお尻や足が「温かくなってきた（←交感神経がブロックされたサイン）」と患者さんが感じるはずです．針を抜いて患者さんを仰臥位に戻しましょう．

4 血圧を1〜2分間隔で測定します．麻酔が効いている範囲の交感神経がブロックされ，血管が拡張することで血圧が下がる可能性があるからです．モニターの心拍数の音にも注意を払いましょう．麻酔の効果範囲が頭側に広がりすぎると徐脈をきたし，さらに血圧が下がることがあるからです．

5 麻酔の効果範囲を調べましょう．調べるにはピンプリックテストとコールドテストがあります．

読むと理解が深まる本や論文

- 高崎真弓：「こだわり」の局所麻酔．メディカルサイエンスインターナショナル，2002．
  脊髄くも膜下麻酔だけでなく，硬膜外麻酔や腕神経叢ブロックについても記載があります．教授と若い先生の対話形式になっており，読みやすいです．

- 横山和子，他：脊椎麻酔―正しい知識と確実な手技．診断と治療社，2000．
  薬液の投与量も記載がありますので，参考になります．残念ながら絶版のようです．知り合いのベテランの先生がお持ちかも!?

脊髄くも膜下麻酔の局所麻酔薬

日本で用いられている脊髄くも膜下麻酔の局所麻酔薬はブピバカイン（マーカイン®）ですが，これには等比重と高比重があります．同じ手術でもどちらの薬剤を用いるかは麻酔科医によって意見が分かれることがあります．特徴としては表のとおりですが，等比重のほうが高比重に比べて，
①ゆっくり広がって
②少し長く効く
③同じ範囲に麻酔を広げるためには投与量が少し多くなる

という特徴があります．詳細は表を見てください．投与量も麻酔科医のこだわりがあるところですが，まずは下肢の手術に対して2cc投与して，脊髄くも膜下麻酔の感覚をつかみましょう．

	等比重マーカイン®	高比重マーカイン®
効き始め	側臥位の上側から	側臥位の下側から
麻酔範囲の広がり	ゆっくり	早い
麻酔範囲が最も頭側に広がるのに要する時間	約60分	約30分
2cc投与したときの		
・30分後の麻酔高	Th9程度	Th7程度
・L2領域の痛覚遮断時間	230分程度	200分程度

硬膜外麻酔

硬膜外麻酔も基本的には脊髄レベルでの鎮痛という点では脊髄くも膜下麻酔と同じです．しかし，脊髄くも膜下麻酔と異なり，硬膜外麻酔のみで手術をすることは少なく，術中は他の麻酔との併用がほとんどです．硬膜外麻酔が効果を発揮するのはむしろ術後です．例えば，人工膝関節置換術において全身麻酔と併用し，術後の鎮痛に用いるとか，帝王切開術において脊髄くも膜下麻酔と併用し，術後の鎮痛に用いる，といったイメージです．

- 下肢の手術の術中術後鎮痛：例えば人工膝関節置換術に対して
- 急性腰痛症の鎮痛：いわゆる「ぎっくり腰」の鎮痛として
- 下腹部の手術の術中術後鎮痛：例えば帝王切開術の術後鎮痛として

＼マスターすべき器具／

01 | 硬膜外針

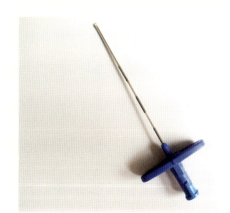

メーカーによって若干異なりますが，硬膜外針は17～18Gです．
その中を20Gのカテーテルが通る構造です．
把持するため「羽根」がついています．

02 | 抵抗喪失/消失を確認するためのシリンジ

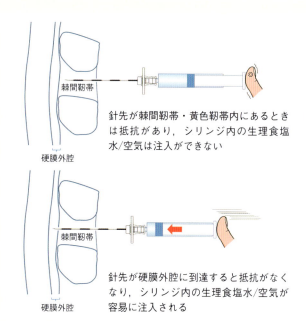

針先が棘間靱帯・黄色靱帯内にあるときは抵抗があり，シリンジ内の生理食塩水/空気は注入ができない

針先が硬膜外腔に到達すると抵抗がなくなり，シリンジ内の生理食塩水/空気が容易に注入される

抵抗喪失/消失を確認するためのシリンジを触ってみましょう．普段触っているシリンジよりも，スムーズにピストンが動くことがわかると思います．針先が硬膜外腔に到達したことは「このシリンジ内の生理食塩水（生食）もしくは空気がスムーズに注入された」ことで確認をします．針先は，脊髄くも膜下麻酔と同様に棘間靱帯・黄色靱帯の中を進んでいきますが，このときには生食/空気は基本的に注入できません．その奥の硬膜外腔は疎な脂肪組織ですので，そこに針先が到達するとシリンジ内の生食/空気が容易に注入できるようになります．

THE手技

▶ 下肢の手術ならL3/4付近，下腹部の手術ならTh12/L1付近の棘突起間で穿刺します．
▶ 上腹部の手術ならTh8/9付近の棘突起間で穿刺します（ただしこれは難易度が高いため，麻酔科の若手医師でさえも硬膜外麻酔に慣れてから行うようにしています．

STEP 1 穿刺

● 皮膚の局所麻酔は脊髄くも膜下麻酔と同様に行います．
① 脊髄くも膜下麻酔のときとは異なり，ベベル（カット面）を患者さんの頭側向きにして穿刺します（図❶）．このときの針の持ち方はさまざまのようですが，自分に合った持ち方で穿刺しましょう．
② 棘間靱帯まで穿刺します（図❷）．

「靱帯の中に入った」という感覚は脊髄くも膜下麻酔のときよりもわかりやすいと思います．
③ 脊髄くも膜下麻酔のときと同様に，① 針先が棘間靱帯に入っていること，② 穿刺方向が患者さんの左右にずれていないこと，を確認します．
④ 硬膜外針の内筒を抜き，生理食塩水の入ったガラスシリンジを接続します（図❷）．このときは，ピストンを押しても抵抗があり，生理食塩水は注入されないはずです．針先は棘間靱帯の中にあるからです．

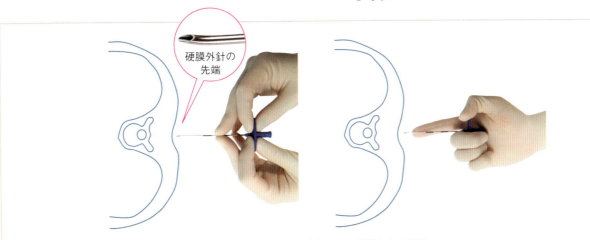

ベベル（カット面）は患者さんの頭側向きで穿刺

❶ 穿刺の際の針の持ち方
両手（左）でも片手（右）でもよいですが，ベベルの向きに注意しましょう

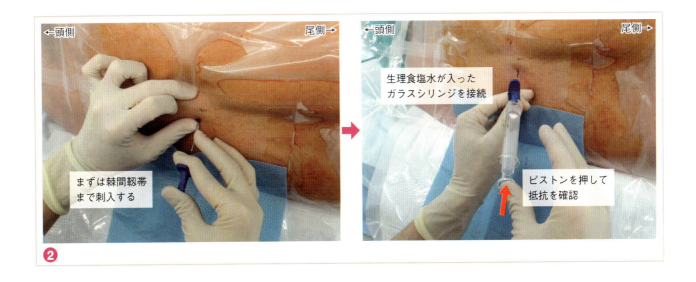

❷

5 図❸のように両手で硬膜外針とガラスシリンジを把持し，ゆっくりと進めます．このとき，ガラスシリンジのピストンを穿刺方向にやさしく押しながら針とガラスシリンジを進めます（針先が棘間靱帯や黄色靱帯内にあるときは，生理食塩水は注入されません．ピストンを押しても抵抗を感じるはずです）．

6 針先が硬膜外腔に到達すれば，ガラスシリンジのピストンに感じられていた抵抗が喪失し，生理食塩水がスーッと注入されます．
　上記のやり方が怖ければ，脊髄くも膜下麻酔のときと同様に，① 針とシリンジ全体を1～2 mm進める，② ピストンの抵抗を確認する，の繰り返しでもよいです（図❹）．

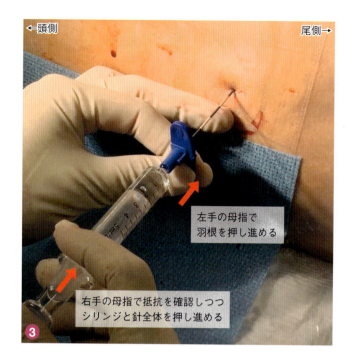

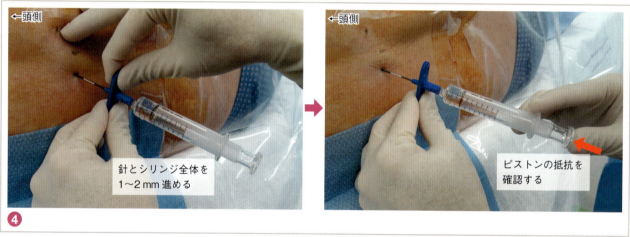

7 いずれの方法にしても，硬膜外腔に針先が到達したことを確認できたら，ガラスシリンジを外して何も逆流してこないことを確認します（図❺）．

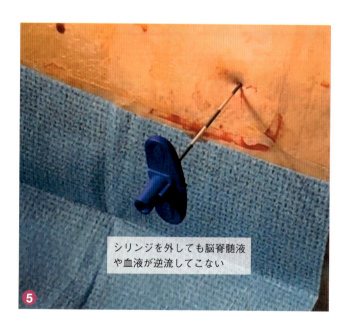

STEP 2　局所麻酔薬を注入

1. カテーテルを挿入します．このとき，挿入しないほうのカテーテルの端が特に不潔にならないように，カテーテルの端を把持しながら挿入します．挿入はゆっくりと行います（図❻）．

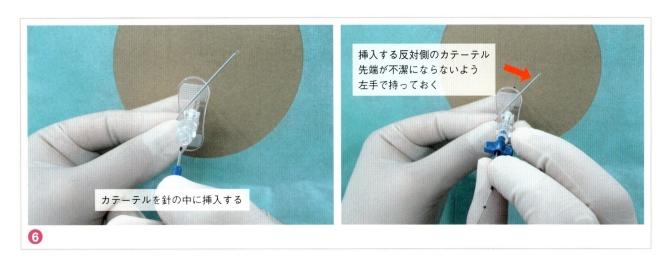
❻

2. 硬膜外針を抜きます．このとき，一緒にカテーテルが抜けてしまわないように，カテーテルを挿入しながら硬膜外針を抜くのがよいでしょう（図❼）．

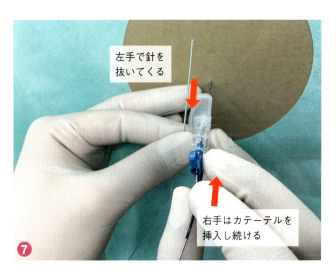
❼

3. カテーテルは硬膜外腔に3〜5 cm挿入します．深さを調整しましょう．硬膜外腔に到達した深さ（硬膜外針の目盛を見ればわかります）＋3〜5 cm＝硬膜外カテーテルの皮膚からの挿入長，です（図❽）．

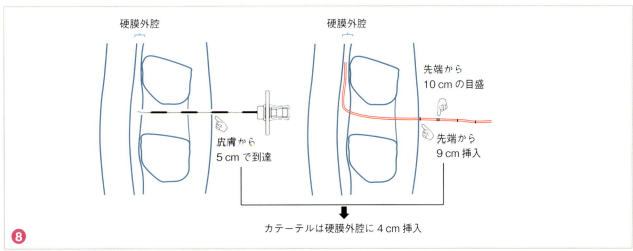
❽

4 カテーテルから，20万倍希釈エピネフリン（以下「E入り」とします）入りのキシロカイン®を3 cc注入します．カテーテルの先が ① 血管内に入っていないこと，② くも膜下腔に入っていないこと，を確認するためです．

- カテーテル先端が血管内に迷入してしまった場合は，エピネフリンの作用で心拍数が上昇します．

- カテーテル先端がくも膜下腔に迷入してしまった場合は，脊髄くも膜下麻酔と同様に穿刺部位に対応した領域が「温かくなってきました」と患者さんが訴えるはずです．

理想的には「20万倍希釈E入りの2％キシロカイン®」を注入したいところですが，残念ながら存在しませんので，自分で作成します．例を2つ以下に示します（図❾，❿）．

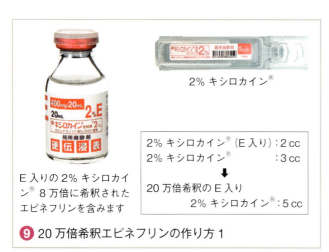

❾ 20万倍希釈エピネフリンの作り方1

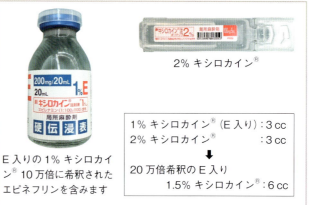

❿ 20万倍希釈エピネフリンの作り方2

脊髄くも膜下麻酔と硬膜外麻酔で穿刺の際の「ベベルの向き」について

硬膜の線維は頭尾側方向に走っているといわれています．
脊髄くも膜下針は硬膜を破ってくも膜下腔に侵入しますが，特にcutting針を用いた場合，このときの「切り口」に注目しましょう．
　①ベベルを天井向きで穿刺した場合は，硬膜の線維を押し分けてくも膜下腔に侵入するため，針を抜いた後の切り口も閉じやすいといわれています．
　②ベベルを頭側に向けて穿刺した場合は，硬膜の線維を切断しながらくも膜下腔に侵入するため，針を抜いた後の切り口は①の場合と比べると閉じにくいといわれています．

硬膜穿刺後頭痛をできるだけ回避するためにも，cutting針を用いる場合は，ベベルを天井向きにして穿刺しましょう
一方，硬膜外麻酔の場合はベベルを頭側に向けて穿刺します．その理由の主なものとしては頭側に向けて穿刺したほうが，① 棘間靱帯や黄色靱帯の抵抗がよくわかり，② 針を進めていくなかで針が正中をキープできるから，のようです．ただし，不意に硬膜を穿破してしまった場合の硬膜穿刺後頭痛は，上図の理論から硬膜に平行に穿刺した場合（つまりベベルを天井に向けて穿刺した場合）と比べると，頻度も高く，程度も重いようです．そのような背景から，硬膜外麻酔の穿刺の際にもベベルを天井に向けて穿刺する麻酔科医もいます．麻酔科の手技に限らず，手技にはいろいろな主義があるかと思いますが，それぞれの根拠を理解したうえで，ご自身のやり方を選択してください．

超音波ガイド下末梢神経ブロック

　超音波ガイド下での穿刺では，穿刺と注入が終わるまでは目標物（神経や血管など）と針の両方が鮮明に見える必要があります．この，目標物と針（特に針先）が同時に鮮明に描出できるようになるには，超音波の特性を知ることと穿刺の練習が必要です．麻酔科の若い先生方も，この点について先輩方の熱血指導を毎日受けています．

適応
- 四肢の手術の術中術後鎮痛：例えば人工膝関節置換術で硬膜外麻酔ができないとき，肩関節脱臼や橈骨遠位端骨折の整復に対する鎮痛として
- 硬膜外麻酔ができない腹部手術の術後鎮痛：例えば帝王切開術の術後鎮痛として，胃穿孔の大網充填（上腹部正中切開）に対する術後鎮痛として

＼マスターすべき器具／

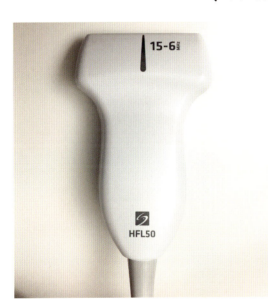

01 リニアプローブ

プローブは基本的にリニアプローブを用います．施設にある機器にもよると思いますが，できるだけ高周波（10 MHz 前後）のプローブを用いるとよいでしょう．施行者が右利きの場合，プローブは左手で持ち，穿刺針は右手で持つことになります．

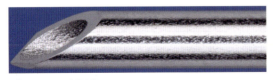
ブロック針（鈍針）

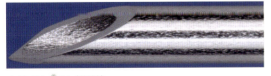
カテラン®針（鋭針）

（ユニシス提供の画像を元に著者が作成）

02 ブロック針とカテラン®針

穿刺針は先端が鈍なブロック針か，鋭なカテラン®針を用います．刺入部には，脊髄くも膜下麻酔や硬膜外麻酔と同様に 27 G 針を用いて局所麻酔をしたほうがよいです．鈍針を使うのか，鋭針を使うのかについては麻酔科医の中でも意見が分かれるところですが，施設にあるものを使用しましょう（22 G 前後の針を用います）．ただし，以下の点に注意してください．
- 鈍針（ブロック針）：皮膚や筋膜を貫くのに力を要しますが，神経に刺さる可能性は低いです．しかし万が一神経に刺さった場合の神経損傷は重傷です．
- 鋭針（カテラン®針）：皮膚や筋膜を貫くのに力は要しませんが，神経にも刺さる可能性が高いです．万が一神経に刺さった場合の神経損傷は鈍針による損傷ほどではありません．

総論 手技に入る前に：超音波の特性と描出のコツ

　ここで説明する原則は，超音波ガイド下穿刺のキモですので，しっかり頭に叩き込んでから手技にのぞみましょう．プローブからは超音波ビームが出て，対象物に反射して戻ってきます．このときの反射波の強弱を利用して超音波の画像が作成されます．反射を利用しますので，超音波が目標物に90°の角度で入射したときには反射波はプローブのほうにまっすぐ戻ってきます．そうすると目標物は超音波画像上，境界が鮮明に描かれるのです．

　したがって，
① 針を鮮明に描出するためには，針はプローブの真下でやや寝かせた状態で穿刺する
② 神経を鮮明に描出するためには，神経の走行を理解し，その表面に垂直に超音波を当てるようプローブを調整する

ことが重要です．

● 超音波ガイド下にブルーファントムに対して針を異なる角度で穿刺した場合の超音波画像を見比べてみましょう．図Aでは針を立てて穿刺，図Bは針を寝せて穿刺したものです．寝かせて穿刺した図Bのほうが，針がくっきりと視認できます．プローブから出た超音波ビームは針で反射して，そのほとんどがプローブに戻っていくからです．

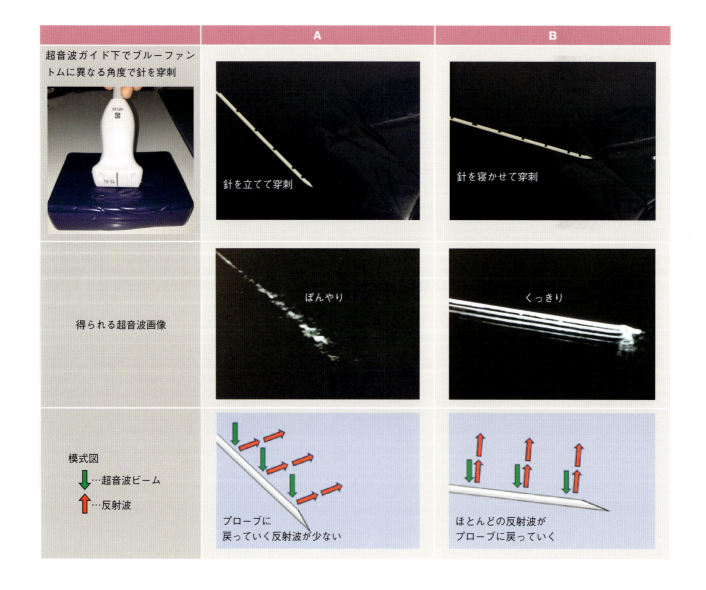

●今度は針ではなく，目標物に対する超音波ビームの角度の違いによる超音波画像上の見え方の違いを見てみましょう．図Cも図Dも前腕にプローブを置いて正中神経を描出したものですが，超音波画像上の正中神経の見え方が異なるのがわかると思います．図Dのほうがくっきりと正中神経が描出されていま

す．正中神経に対し超音波ビームが90°で入射しているからです．90°でない場合，正中神経は図Cのようにぼんやりと描出されます．仮に正中神経ブロックをする場合，図Cよりも図Dのほうが安全に正中神経近くまで針先を進められそうです．

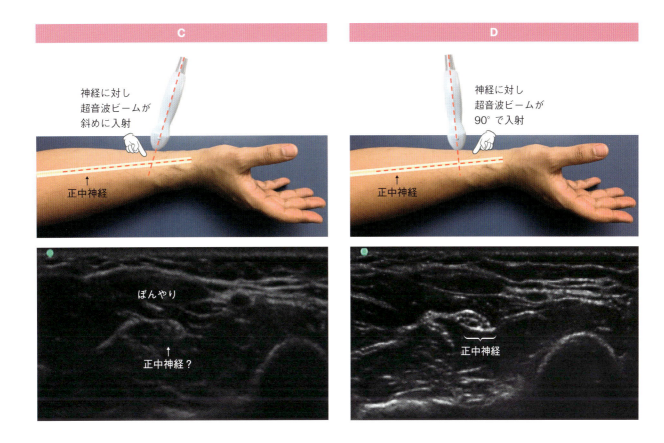

2 麻酔科

＼THE手技／

準備

- 施行者の目線の先に，プローブ→超音波画像の画面となるように配置しましょう（外来などで行う場合はスペースが狭く，この配置ができない場合もありますが，広いスペースで行うときはこの配置を心がけましょう）（図Ⓐ）．
- 神経ブロックは基本的に平行法で行います（図Ⓑ）．
- プローブは滅菌したプローブカバー，なければ滅菌手袋の中に入れて使用するのもよいでしょう（図Ⓒ）．
- 消毒は脊髄くも膜下麻酔や硬膜外麻酔と同様に行います．施行者も滅菌手袋を装着しましょう．

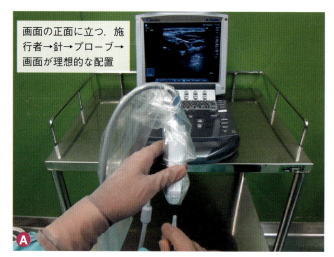

Ⓐ 施行者が右利きの場合，プローブは左手で持ち，穿刺針は右手で持ちます．

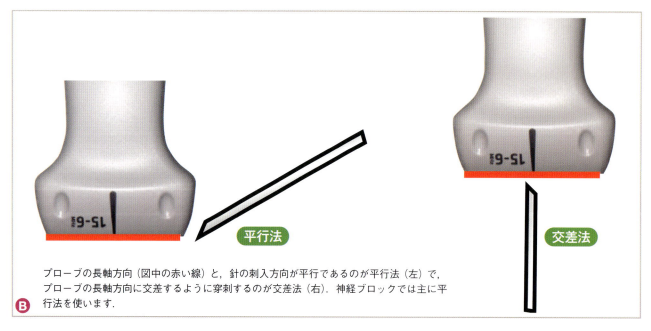

Ⓑ プローブの長軸方向（図中の赤い線）と，針の刺入方向が平行であるのが平行法（左）で，プローブの長軸方向に交差するように穿刺するのが交差法（右）．神経ブロックでは主に平行法を使います．

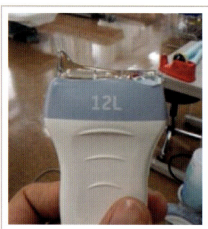 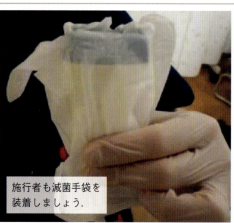 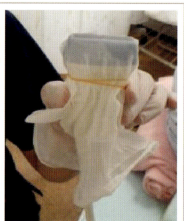

Ⓒ プローブにゼリーを塗り，滅菌手袋をかぶせ，滅菌した輪ゴムで止めます．

実際の手順

STEP 1 穿刺

1. 左手でプローブを操作し，穿刺に適した画像を描出します．描出できたら左手は動かさないようにしましょう．
2. プローブの中央直下を穿刺します（図❶）．
3. 穿刺した後は目線を超音波の画面に移します．以後，薬液の注入が終わるまでは基本的に超音波の画面のみを見るようにしましょう（刺入点を再度見ることは基本的にしません）．
4. 針先の描出が大事！針先を常に描出するように針を進めます．針先が確認できないような状態で針を進めることは絶対にしません．超音波ガイドの意味がなくなります．針先が常に超音波画像上に描出されるように針を進めるのには練習が必要です．

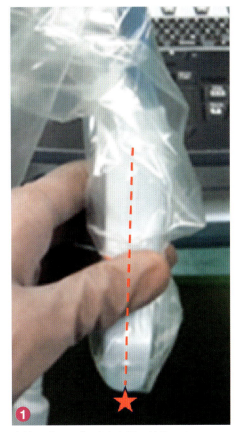

❶ 点線はプローブの中心を通る仮想ライン．この延長線上（プローブの直下．図中の★）を穿刺します．

超音波ガイド下の穿刺の練習法

これは，塊のベーコンにストローをさし，これを神経や血管に見立てて超音波ガイド下の穿刺の練習をしている写真です．穿刺をした後，①手元を見なくても針先が描出できるように，②目的とする位置へ自由自在に針が移動できるように練習してから，患者さんへの穿刺をしましょう．

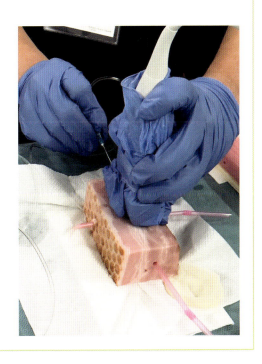

STEP 2 薬液注入

- 神経近傍に針先が位置したら，薬液を注入します．慣れれば自分で注入してもよいですが，慣れないうちは針の操作に専念し，注入は介助者に行ってもらうのがよいでしょう（図❷）．薬液は 3〜5 cc ずつ分割してゆっくりと投与してもらいます（図❸）．

> **注意** 注入途中で，患者さんに「耳鳴り」・「金属の味がする」などの自覚症状があったり，急に多弁になったりなどの局所麻酔薬の血管内注入による中毒の初期症状が出現した場合には，注入を止めてもらいます（そのまま注入を続けるとけいれん，心停止に至ることがあります）．

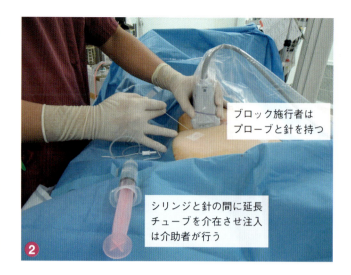

ブロック施行者はプローブと針を持つ

シリンジと針の間に延長チューブを介在させ注入は介助者が行う

❷

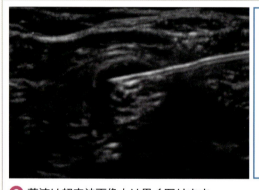 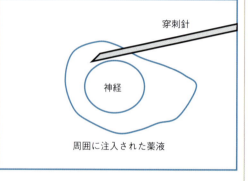

穿刺針
神経
周囲に注入された薬液

❸ 薬液は超音波画像上は黒く写ります

各論—上肢編　腕神経叢ブロック

- 腕神経叢ブロックには「斜角筋間アプローチ」「鎖骨上アプローチ」「鎖骨下アプローチ」「腋窩アプローチ」がありますが，アプローチによって鎮痛範囲が異なりますので，手術や侵襲が加わる部位に応じてアプローチを選択しましょう．大まかに適応を分類すると，下表のとおりです．鎖骨下アプローチは神経叢がやや深い位置に存在するため，針の刺入角度が大きくなり，超音波画像上での描出がむずかしいことがありますので，まずは他の3つの穿刺ができるようにしましょう．

● 上肢のブロックの概観

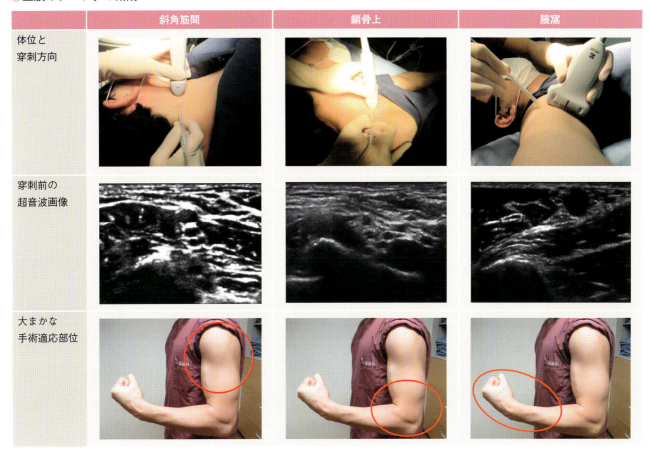

(1) 斜角筋間アプローチ

- 仰臥位でブロックしないほうに顔を向けて穿刺という方法もありますが，思い切ってブロックしないほうを下にした側臥位で穿刺したほうがやりやすいです．写真は，右の斜角筋間アプローチをする際のものですが，患者さんは左下側臥位になってもらっています．

横隔神経麻痺に注意：

- 斜角筋間アプローチでは穿刺側の横隔神経麻痺がほぼ必発であることを覚えておきましょう．基本的には無症状ですが，ブロックしないほうの肺に問題がある場合（肺の一部を切除した，胸郭の変形がある，など）や呼吸状態に不安がある場合（在宅酸素療法中など）には，このブロックは回避しましょう．

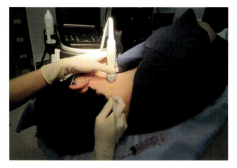
●患者さんの体位
ブロックしないほうを下にした側臥位

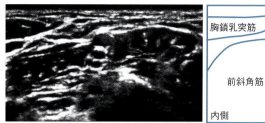
●穿刺する前の超音波画像

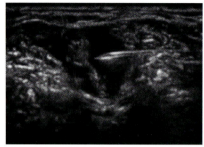
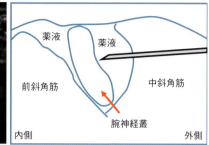
●ブロックの際に得られる画像

(2) 鎖骨上アプローチ

- 斜角筋間アプローチと同様，仰臥位でブロックしないほうに顔を向けて穿刺という方法もありますが，思い切ってブロックしないほうを下にした側臥位で穿刺したほうがやりやすいです．写真は，右の鎖骨上アプローチをする際のものですが，患者さんは左下側臥位になってもらっています．

神経叢周囲の血管に注意：

- 鎖骨上アプローチでは腕神経叢の周囲に肩甲背動脈や肩甲上動脈が走行していることがありますので，穿刺前にカラードップラーなどで針が通過する部位に動脈が存在しないことを確認して穿刺しましょう．

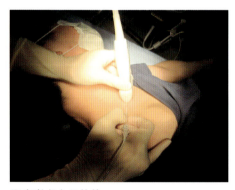
●患者さんの体位
ブロックしないほうを下にした側臥位

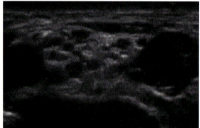
●穿刺する前の超音波画像

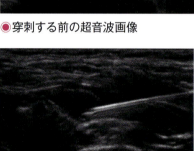
●ブロックの際に得られる画像

(3) 腋窩アプローチ

- 患者さんは仰臥位で，ブロックするほうの肩関節は90°外転させます．そして，肘関節はできる範囲で回外させます．ブロックの施行者は患者さんの頭側に，超音波機器は患者さんの尾側に位置させましょう．

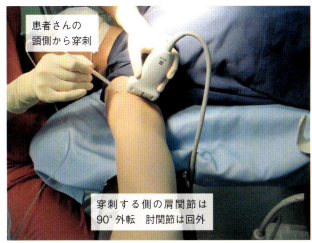

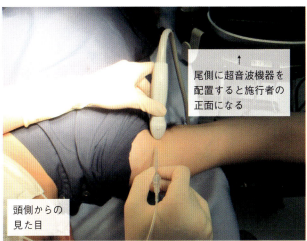

- 腋窩アプローチでは筋皮神経，正中神経，尺骨神経，橈骨神経の4つの神経を同定しなければなりません．筋皮神経以外は腋窩動脈の周囲に存在しますが，それぞれの同定がややむずかしいことがあります．腋窩から末梢へ，つまり患者さんの手のほうへプローブをスライドさせながら，それぞれの神経の連続性と走行の特徴を頼りに3つの神経を同定しましょう．下の画像も，筋皮神経と正中神経はわかりやすいと思いますが，残りの2神経は1枚の静止画だけではわかりにくいです．以下に，同定がやや困難なこの2神経（＋正中神経）の同定のしかたを示します．

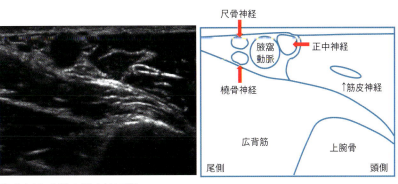

● 穿刺する前の超音波画像

(3)-1. 正中神経の同定

- 正中神経は，腋窩では上腕動脈と上腕二頭筋の間に存在します．そして，上腕においては常に上腕動脈と並走しますので，腋窩から肘のほうへプローブをスライドさせた際に，上腕二頭筋と腋窩動脈の間を並走する神経らしき構造物があれば，それは正中神経です．

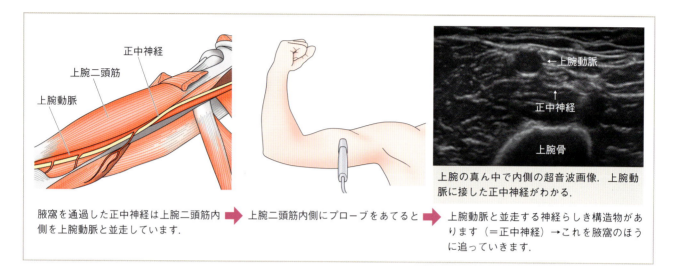

腋窩を通過した正中神経は上腕二頭筋内側を上腕動脈と並走しています．　➡　上腕二頭筋内側にプローブをあてると　➡　上腕動脈と並走する神経らしき構造物があります（＝正中神経）→これを腋窩のほうに追っていきます．

上腕の真ん中で内側の超音波画像．上腕動脈に接した正中神経がわかる．

(3)-2. 尺骨神経の同定

- 皆さんも，肘の内側を机の角などにぶつけたりすると，尺骨神経領域つまり薬指や小指に「ビリーッ！」と電気が走った経験があるでしょう．その経験を頼りに同定します．肘関節近くの上腕内側にプローブを置くと，かなり表層に神経らしき構造物が確認できます．これが尺骨神経です．これを中枢つまり腋窩のほうへ追っていくと腋窩での尺骨神経の位置が同定できます．

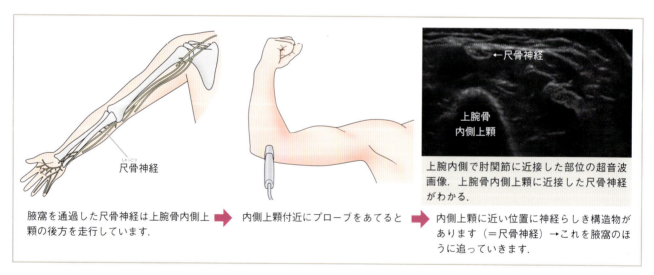

腋窩を通過した尺骨神経は上腕骨内側上顆の後方を走行しています．　➡　内側上顆付近にプローブをあてると　➡　内側上顆に近い位置に神経らしき構造物があります（＝尺骨神経）→これを腋窩のほうに追っていきます．

上腕内側で肘関節に近接した部位の超音波画像．上腕骨内側上顆に近接した尺骨神経がわかる．

(3)-3. 橈骨神経の同定

- 「上腕骨骨幹部骨折では橈骨神経領域の麻痺がないかを確認する必要がある」ことは整形外科の先生から聞いたことがあるかもしれません．橈骨神経は上腕骨に接しながら上腕の伸側から肘関節の屈側に回り込むためです．この特徴を頼りに同定します．肩関節と肘関節のちょうど中間ぐらいの上腕伸側にプローブを当てると，上腕骨に接する神経らしき構造物が確認できます．これが橈骨神経です．これを中枢つまり腋窩のほうへ追っていくと腋窩での橈骨神経の位置が同定できます．

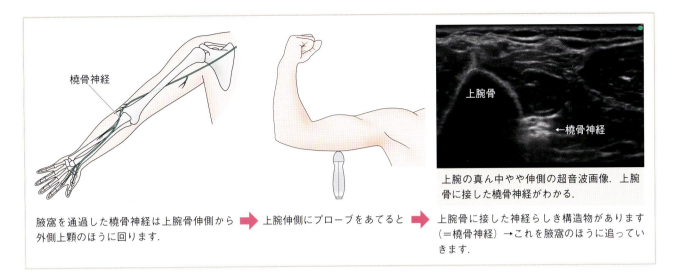

腋窩を通過した橈骨神経は上腕骨伸側から外側上顆のほうに回ります．→ 上腕伸側にプローブをあてると → 上腕の真ん中やや伸側の超音波画像．上腕骨に接した橈骨神経がわかる．

上腕骨に接した神経らしき構造物があります（＝橈骨神経）→これを腋窩のほうに追っていきます．

- 4つの神経をそれぞれブロックする必要があります．同定と同様に筋皮神経と正中神経は比較的ブロックしやすいです．右の図は筋皮神経をブロックしているところです．

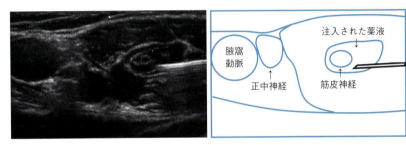

● ブロックの際に得られる画像

各論—下肢編　大腿神経ブロック・坐骨神経ブロック（膝窩アプローチ）

- 皆さんにできるようになってもらいたい下肢のブロックに，大腿神経ブロックと坐骨神経ブロックがあります．このうち，坐骨神経ブロックには傍仙骨アプローチ，殿下部アプローチ，膝窩アプローチがありますが，膝窩アプローチ以外はコンベックスプローブを用いて比較的深くを走行する坐骨神経を同定して穿刺をしなければなりませんので（ときに神経刺激装置を併用します），まずは膝窩アプローチができるようになりましょう．

● 下肢のブロックの概観

	大腿神経	坐骨神経（膝窩）
体位と穿刺方向	仰臥位	腹臥位
穿刺前の超音波画像		
大まかな手術適応部位		

大腿神経ブロック

- 患者さんは仰臥位で，その鼠径部を穿刺します．右側のブロックをする際には患者さんの右側に立ち，超音波機器は左側に位置させます．左側もブロックする必要がある際には，面倒でも超音波機器とブロック施行者の立ち位置を入れ替えて行うようにしましょう．基本は超音波機器の画面の正面に立ち，施行者→針→プローブ→画面が理想的な配置です．

穿刺する前の超音波画像とプローブの当て方：
- 股関節周辺では，大腿神経は皮膚と平行には走行していませんので，大腿神経の走行に合わせて大腿神経に90度に超音波ビームが当たるようにプローブの向きを調整しましょう．皮膚に垂直に当てるのではなく，プローブを少し足側に倒して，超音波ビームが頭側に向くようにすると大腿神経の輪郭がはっきりします．

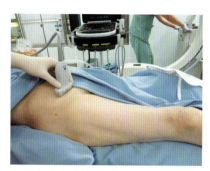
●患者さんの体位

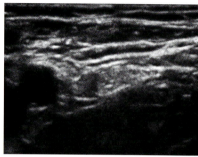
●穿刺する前の超音波画像

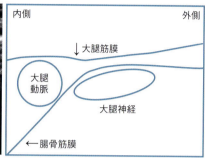

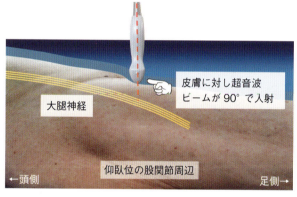

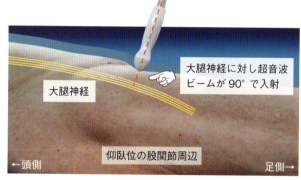

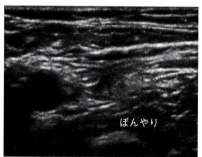
●プローブのあて方

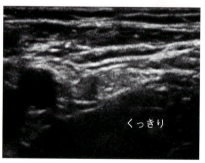

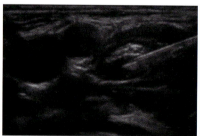
●ブロックの際に得られる超音波画像

坐骨神経ブロック

- 坐骨神経は大腿の後面を走行しますので，腹臥位での穿刺をお勧めします．麻酔科の先生方は仰臥位でプローブを患者さんの膝窩に当て，超音波ビームが天井に向くようにして穿刺をしますが，これにはさらに慣れが必要ですので，患者さんの状態次第ですが，可能なら腹臥位で穿刺しましょう．腹臥位が無理なら，側臥位で穿刺しましょう．
- 膝窩付近では，坐骨神経は皮膚と平行には走行していませんので，坐骨神経の走行に合わせて坐骨神経に90°に超音波ビームが当たるようにプローブの向きを調整しましょう．皮膚に垂直に当てるのではなく，プローブを少し頭側に倒して，超音波ビームが足側に向くようにすると坐骨神経の輪郭がはっきりします．

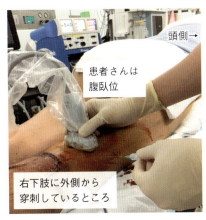
●患者さんの体位

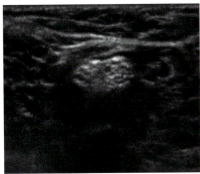 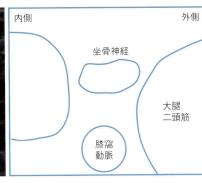
●穿刺する前の超音波画像

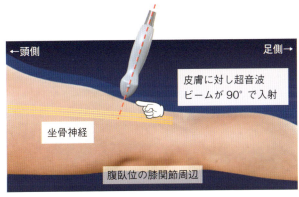 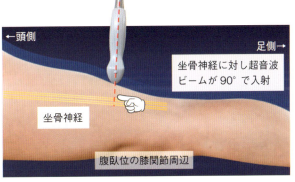

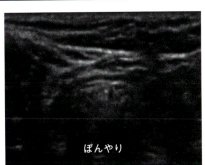 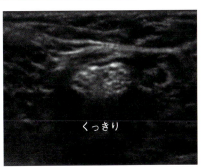
●プローブのあて方

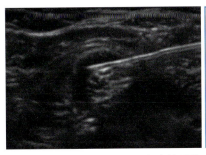 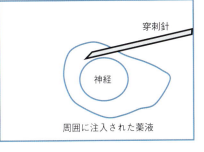
●ブロックの際に得られる超音波画像

各論―体幹編 腹直筋鞘ブロック・腹横筋膜面ブロック（側方アプローチ）

- 体幹に対するブロックでは，四肢の神経ブロックと異なり，超音波画像で神経そのものをねらって穿刺や注入はしません．その代わり，解剖学的に神経が存在している平面もしくは層をねらって針を進めます．
- 体幹，特に腹壁の知覚を司る神経は左右の肋間神経（Th6～11）と肋下神経（Th12）ですが，これらは図のように腹壁では主に筋肉の間を走行して，最終的には腹直筋を貫いて前皮枝となります．体幹に対するブロックではこの神経（が走行している平面もしくは層）をねらって薬液を注入します．薬液を注入する部位によって，腹横筋膜面ブロック，腹直筋鞘ブロックとよばれます．
- 腹横筋膜面ブロックは腹横筋と内腹斜筋の間に薬液を注入します．腹横筋膜面ブロックには肋弓下アプローチ，側方アプローチ，後方アプローチなどさまざまなアプローチがあり，効果範囲が異なります．まずは，側方アプローチ（図の黄色の部分に注入する）をマスターしましょう．
- 腹直筋鞘ブロックは腹直筋鞘の後葉と腹直筋の間（図中の赤色の部分）に薬液を注入します．
- 腹横筋膜面ブロック（側方アプローチ）と腹直筋鞘ブロックの効果範囲は表のとおりです．いずれのブロックでも，腹壁の痛みにしか効果がありません．つまり内臓痛には基本的に効果を発揮しませんので，他の鎮痛薬を併用する必要があります．

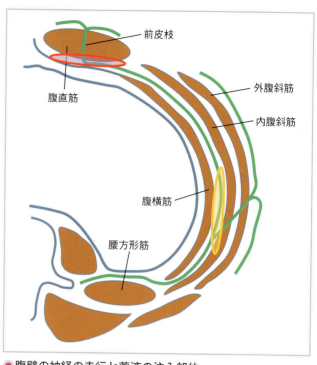

●腹壁の神経の走行と薬液の注入部位

●体幹のブロックの概観

	腹直筋鞘ブロック	腹横筋膜面ブロック（側方アプローチ）
体位と穿刺方向		
穿刺前の超音波画像		
大まかな手術適応部位		

腹直筋鞘ブロック

- 患者さんは仰臥位です．右側のブロックをする際には患者さんの右側に立ち，超音波機器は左側に位置させます．左側もブロックする必要がある際には，面倒でも超音波機器とブロック施行者の立ち位置を入れ替えて行うようにしましょう．基本は超音波機器の画面の正面に立ち，施行者→針→プローブ→画面が理想的な配置です．プローブを患者さんの脊柱に垂直に当てる方法（図Ⓐ）と，平行に当てる方法（図Ⓑ）があります．いずれにしても，正中の創の範囲に合わせて薬液を注入しましょう（後述）．

- 典型的には注入された局所麻酔薬は凸レンズ状に広がります．腹直筋内に筋注とならないように針先を微調整しましょう．上腹部の正中の創に効果があります．両側ブロックをしましょう．

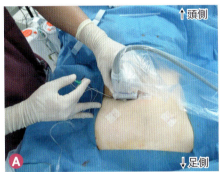
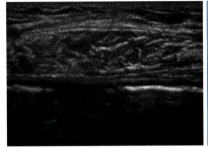
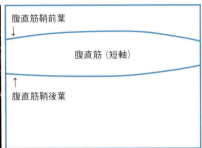

●穿刺する前の超音波画像（プローブを患者さんの脊柱に垂直にあてた場合）

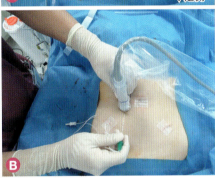
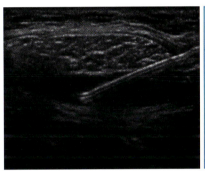
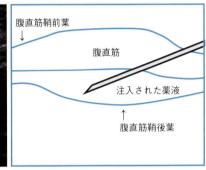

●患者さんの体位と穿刺方向

●ブロックの際に得られる超音波画像（プローブを患者さんの脊柱に垂直にあてた場合）

- 注入した後は，薬液がどの程度広がっているかを超音波で評価しましょう．下図の図Ⓒと図Ⓓの創では図Ⓒのほうがより広範囲に薬液を注入する必要があります．ブロックをした後に薬液が創の範囲と同範囲の頭尾側方向に広がっていることを確認し，不足している場合（図Ⓔ）には刺入点を変えて追加注入をしましょう．

●創の範囲と薬液の広がりの比較

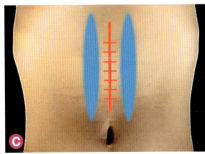
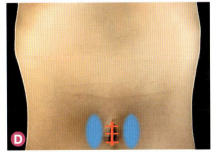
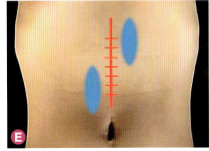

図Ⓓよりも図Ⓒのほうが創の範囲が広いため，薬液も頭尾側方向に広範囲に行きわたる必要があります．図Ⓔでは右側は頭側への広がりが不足していますし，左側は尾側への広がりが不足していますので，追加の穿刺注入が必要です．

腹横筋膜面ブロック（側方アプローチ）

- 患者さんは仰臥位で，肋骨弓と腸骨稜の間の側腹部にプローブを置きます．左側のブロックをする際には患者さんの右側に立ち，超音波機器は左側に位置させます．右側もブロックする必要がある際には，面倒でも超音波機器とブロック施行者の立ち位置を入れ替えて行うようにしましょう．基本は超音波機器の画面の正面に立ち，施行者→針→プローブ→画面が理想的な配置です（下の図では，プローブの配置が側腹部というよりやや腹側に位置していますので，もう少し背側に位置するのが理想的なプローブの配置です）．
- 典型的には注入された局所麻酔薬は凸レンズ状に広がります．内腹斜筋や腹横筋内への筋注とならないように，針先を微調整しましょう．できるだけ，患者さんの背側に薬液が広がるように穿刺注入をしましょう．

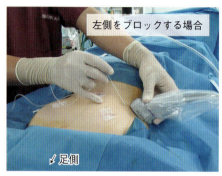
- 患者さんの体位と穿刺方向

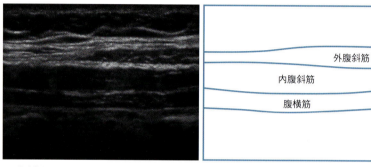
- 穿刺する前の超音波画像

3層の筋肉のうち，内腹斜筋が一番厚いことが多いです．

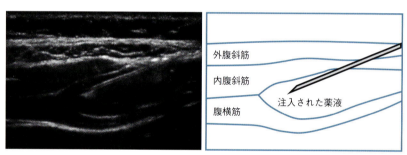
- ブロックの際に得られる超音波画像

- 各ブロックに用いる薬液の投与量の目安

	処置の間の鎮痛なら 1％ キシロカイン®（リドカイン）	術後鎮痛も兼ねるなら 0.375％ アナペイン®（ロピバカイン）
斜角筋間	10～20 cc	10～20 cc
腕神経叢ブロック（鎖骨上・斜角筋間アプローチ）	10～20 cc	10～20 cc
腕神経叢ブロック（腋窩アプローチ）	各神経に 3～5 cc	各神経に 3～5 cc
大腿神経	1本につき 10 cc 前後	1本につき 10 cc 前後
坐骨神経	1本につき 10 cc 前後	1本につき 10 cc 前後
腹直筋鞘	片側 10 cc 前後	片側 10～20 cc
腹横筋膜面	片側 10 cc 前後	片側 10～20 cc

アナペイン®ではなくてポプスカイン®が採用されている施設も，上の表のアナペイン®の項目を参考にしてください

📚 読むと理解が深まる本

● 仲西康顕：うまくいく！　超音波でさがす末梢神経
　—100％効く四肢伝達麻酔のために．メジカルビ
　ュー社，2015．
　タイトルだけで読みたくなりますよね．整形外科の
　先生が書かれています．実際にブロックを教えてい
　ただきましたが，とても素敵な先生です．

● 佐倉伸一・編：周術期超音波ガイド下神経ブロック
　改訂第2版．真興交易医書出版部，2014．
　麻酔科の若手の先生はほぼ100％持っている本だ

と思います．基礎から学べますが，写真も豊富で臨
床に即しています．

● 森本康裕，柴田康之・編：超音波ガイド下末梢神経
　ブロック実践24症例．メディカルサイエンスイン
　ターナショナル，2013．
　「このような手術のときにはどのような神経ブロッ
　クを用いるか」ということが主に書かれています．
　編者の先生方は日本の区域麻酔の先駆者でお2人
　とも素敵な先生です．第2巻もあり，こちらもお
　すすめです．

4 超音波ガイド下血管穿刺
（内頸静脈留置・腋窩静脈留置）

適応
- ◎ 中心静脈（内頸静脈，腋窩静脈，大腿静脈）カテーテルの挿入．静脈路確保としてだけでなく，持続的腎代替療法（continuous renal replacement therapy：CRRT）などのためのアクセスの確保としても応用可能
- ◎ 末梢挿入型中心静脈カテーテル（PICC）の挿入

＼マスターすべき器具／

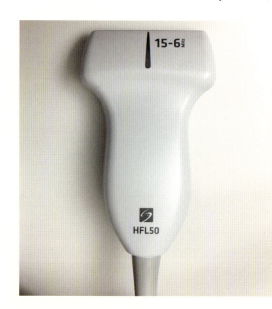

01 リニアプローブ

神経ブロックの時と異なり，交差法で穿刺することが多くなります．

ブロックの際と同様，施行者が右利きの場合，左手でプローブを操作します．

THE手技

■ 準備
- 神経ブロックのときと同様，プローブには滅菌されたプローブカバーを装着して使用します．
- maximal sterile barrier precautionsが必要かについては議論されていますが，施設の基準に則って行いましょう．

1. 内頸静脈に留置する場合

- 交差法で穿刺します．患者の頭側に立ち，超音波は患者さんの左脇付近に配置します．
- 患者さんの首をやや左側に向け，胸鎖乳突筋上にプローブを配置して内頸静脈と総頸動脈の輪切りの画像を描出します（図❶）．
- 交差法で穿刺します．平行法と違って針は超音波画像上，白い点でしか描出されません．しかもその白い点は針先とは限りません．プローブのtilt操作（図❷）やslide操作（図❸，次頁）をうまく利用して針先の位置を探る必要があります．

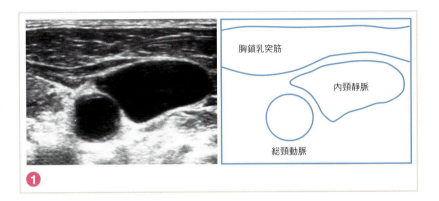

❶

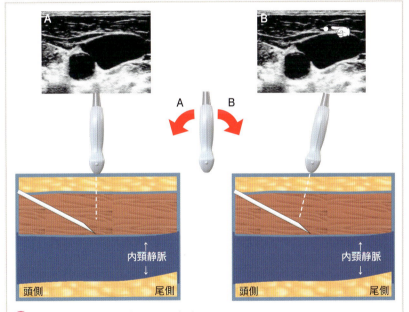

❷ tilt操作を利用した針先の同定法
「ビームが尾側に向くようにtiltする（A）と白い点が消えるが，ビームが頭側に向くようにtiltする（B）と白い点が確認できるとき」そこは針先です．

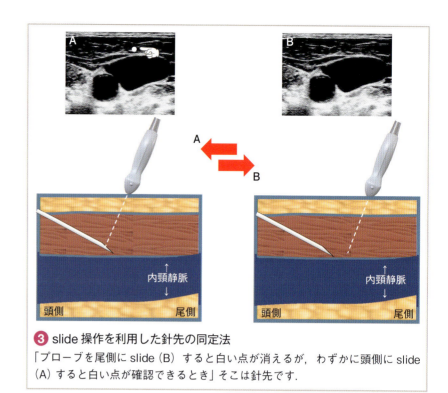

❸ slide操作を利用した針先の同定法
「プローブを尾側にslide (B) すると白い点が消えるが，わずかに頭側にslide (A) すると白い点が確認できるとき」そこは針先です．

● プローブを操作し，画面の中央に内頸静脈を描出します（図❹A）．そして，プローブの中央を穿刺します（図❹B）．

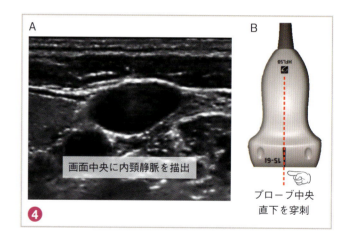

❹

● 穿刺をしたら画像上，白い点として針が描出されます．針を鮮明な白い点として描出するには超音波ビームが穿刺針に対してできるだけ垂直に当たるようにする必要があります．そのためには，プローブは皮膚に垂直に当てる（図❺A）のではなく，ビームが頭側を向くように，プローブをやや尾側に傾けます（図❺B）．そうすることで，針が白い点としてより鮮明に描出されます．

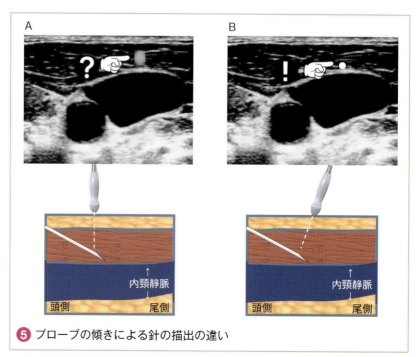

❺ プローブの傾きによる針の描出の違い

4 超音波ガイド下血管穿刺（内頸静脈留置・腋窩静脈留置）

- プローブの tilt 操作や slide 操作を利用して，針先の描出に努めましょう．
- 〔tilt を利用する場合〕左手のプローブを tilt して画像上で針先が見えなくなる→右手で針を進めて画像上に針先が描出される（図❻の 1〜6），の繰り返しで針先を内頸静脈の前壁（皮膚に近い浅いほう）まで進めましょう．

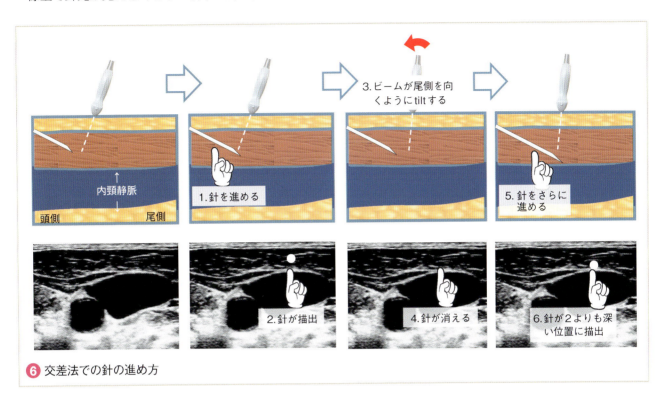

❻ 交差法での針の進め方

- さらに針先を進めると針先で前壁が押され，静脈が陥凹します（図❼）．
- シリンジに陰圧をかけながら，さらに針先を進めて内頸静脈の中に針先が入ったら，静脈の前壁は凹んだ状態から元に戻ります（図❽）．と同時にシリンジに逆血が確認できます（図❽）．超音波画像上では，内頸静脈内に到達した針先もしくは針の輪切り像が白い点として描出されます．

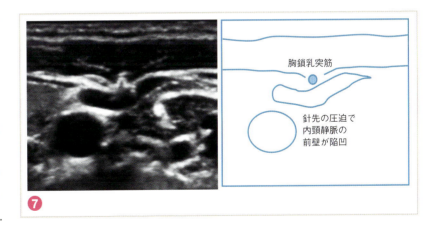
❼

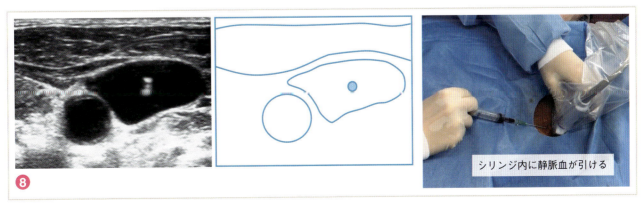
❽

- この状態で，ガイドワイヤーを挿入してもかまいませんが，針を寝かせた状態で図❾の1～5の要領で内頸静脈内に針を確実に挿入してからガイドワイヤーを挿入すると確実です．このとき，針をしっかり寝かせること，針先を確実にとらえ，誤って静脈の後壁（皮膚から遠い深いほう）を貫かないように注意しましょう．
- 左手のプローブを置き，針基を左手で持ちます（図❿）．このときに再度，逆血があることを確認しておきましょう．
- 右手で内筒を抜去し，ガイドワイヤーを挿入します（図⓫）．

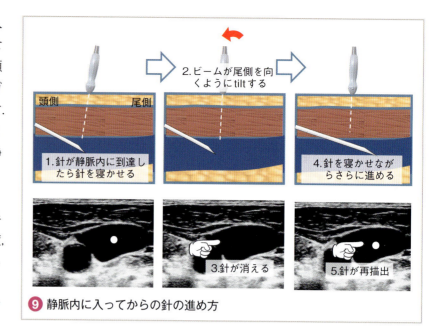

❾ 静脈内に入ってからの針の進め方

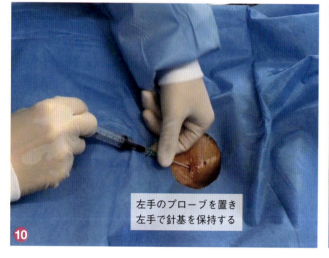

❿ 左手のプローブを置き左手で針基を保持する

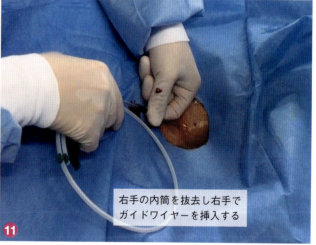

⓫ 右手の内筒を抜去し右手でガイドワイヤーを挿入する

腋窩静脈に留置する場合（右の腋窩静脈穿刺の場合）

- 平行法で穿刺します．患者の右側に立ち，エコーは患者の左側に配置します（図⑫）．
- 患者の右の肩関節を90°外転させたほうが穿刺しやすいといわれています．
- 鎖骨下で，腋窩静脈の長軸像が得られる画像を描出します．動脈と必ず鑑別しておきましょう．
  （※①心拍に合わせて拍動するのが動脈，②自発呼吸では吸気時に虚脱傾向になり，呼気時に拡張するのが静脈です．人工呼吸器管理の場合は，その逆です．また，プローブの圧迫で容易に虚脱するのが静脈です）
- 平行法で穿刺します．ブロックと同様，針先の描出に専念します．穿刺している途中で「針先は描出されているのに腋窩静脈が描出されていない（いつのまにか腋窩動脈が描出されている！）」「腋窩静脈は描出されているのに針先が描出されていない」という状況が慣れないうちは生じることがあります．そのようなときは，それ以上穿刺せず針を抜き，画像を調整して再穿刺しましょう．

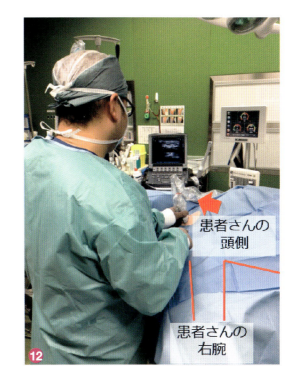

- 静脈の前壁が針先で押されて凹んでいる画像が得られたら（図⑬），シリンジに陰圧をかけながら針を進めます．
- 腋窩静脈の中に針先が入ったら，静脈の前壁は凹んだ状態から元に戻ります（図⑭）．と同時にシリンジに逆血が確認できます．
- 左手のプローブを置き，針基を左手で持ちます．このときに再度，逆血があることを確認しておきましょう（内頸静脈穿刺の際と同様）．
- 右手でガイドワイヤーを挿入します．

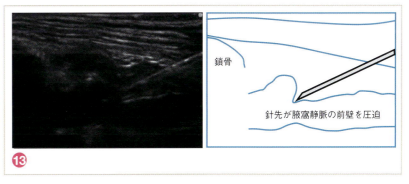

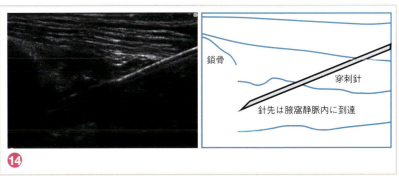

Column 手技時の鎮静について

「手技時の鎮静」といっても，下記2点の条件によってその方法は大きく異なります．

① 何（の処置）に対する鎮静か

例えば
「肩関節の脱臼整復のために鎮静したい」
「内視鏡をするときに，寝せてほしいと言われた」
「小児のMRI検査の際に鎮静してほしいと言われた」

② 誰に対する鎮静か

元気な若者，元気な高齢者，弱々しい高齢者，小児など．

①と②の組み合わせのパターンに応じて，鎮静にもいろんな種類があります．あとはこれに3つ目の条件があるとすれば

③ 誰が鎮静するのか

実はこれが一番大切かもしれません．鎮静薬を使い慣れている先生であれば①②の組み合わせによって，鎮静薬の種類と投与量や鎮痛薬をプラスするのか否かを決めています．しかし，③を考慮すると，同じシチュエーションで同じ薬剤を使うとしても投与量が異なってくるかもしれません．鎮静をあまりしたことがない先生は，専門書を参考にしていただくのもよいですし，赴任先の施設で伝統的に使われている薬剤レシピがあるはずですから，それを利用して薬剤の臨床的特徴をつかむのがよいでしょう．使い慣れた薬剤があれば，それを利用するのがよいと思います．

「処置の鎮静には，どのお薬をどれくらい使えばよいですか？」という質問を麻酔科以外の先生にお尋ねされることが多いですが，「先生が使い慣れているお薬を使うのがよいと思います」といつも答えています．ただし，以下の点は知っておいてください．

鎮静をする際に知っておいてほしいこと

- 鎮静の延長は全身麻酔である
- 鎮静するときは呼吸が止まる＆血圧が下がる「覚悟」で臨む必要がある
- 鎮静薬の効果には個人差がある

ことは知っておく必要があります．そして，実際に鎮静を行う際は，

- 全身麻酔の際と同様に気道の評価をする
- 鎮静の際には血圧と呼吸のモニタリングする（呼吸はSpO_2ではなく，呼吸数をモニターする）
- 全身麻酔の際と同等の準備をする（酸素投与，吸引，下顎挙上，エアウェイ，ラリンゲアルマスク，挿管，昇圧剤の準備）

ことが必要です．

読むと理解が深まる本

- 乗井達守・編：処置時の鎮静・鎮痛ガイド．医学書院，2016．

医学書院のHPの週間医学界新聞にも寄稿されていますが，「この鎮静薬は投与後何秒ぐらいで効果を発揮するのか」など現場の臨床医が知りたい情報が掲載されています．

★MEMO

3 産婦人科

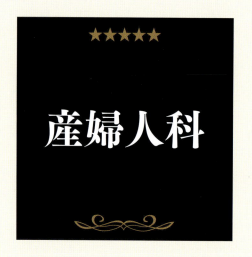

　生命の誕生という素晴らしい瞬間に出会うことのできる産婦人科．しかし，女性の最もプライベートな部分を扱うというその診療の特殊性，また妊娠は病気ではなく保険外診療であること，母体と胎児の両方のヘルスケアが必要であり医療訴訟となることも多く，日本では専門医以外が手を出すことがむずかしい領域となっています．そのため，産婦人科医とくに産科医，周産期スタッフ不足は深刻であり，産科医療崩壊という言葉もしばしば耳にします．地球上に女性は35億．GP，プライマリ・ケア医にとって，女性のヘルスケアは避けては通れません．離島・へき地では，その女性を，その妊婦さんと胎児を診る医師は，あなただけかもしれません．

　産婦人科の手技自体は決してむずかしいものではありません．診療の環境づくりや雰囲気づくりが重要な決め手となるかもしれません．それはむしろGPの得意とするところではないでしょうか．産婦人科診察の扉は，最初はとても重たいですが，一歩踏み出せばGPとして確実にステップアップできることはまちがいありません．さあ，一緒にウィメンズヘルスケアの世界へ入って行きましょう‼

産婦人科手技 TOP 5

1. 子宮頸がん検診
2. 外陰・腟の診察手技
3. 不正性器出血の診断手技
4. 妊娠の診断手技
5. 胎児エコーの検査手技

子宮頸がん検診

　日本人女性の子宮頸がん検診受診率は約40％で，HPVワクチンの摂取率は1％未満です．欧米では高い検診受診率（アメリカ84.5％/2012年）[1]とワクチン接種により，子宮頸部病変発症率の減少，HPV感染率の減少と順調に成果をあげる中，日本では子宮頸がんによって毎年3,000の命と1万の子宮が失われています[2]．検診受診率の低さ，ワクチン接種の停滞により，本当に日本から10万個の子宮が失われてしまうかもしれません．他の多くの国ではGP，看護師，助産師が子宮頸がん検診を行っており，女性が受診しやすい環境となっています．動機を問わず受診した全ての女性（20歳以上）に推奨し，実施してほしいNo.1手技です．

＼マスターすべき道具／

01 | 腟鏡（クスコ式S）

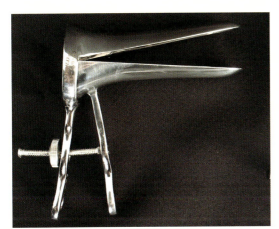

何をおいても産婦人科診察といえば腟鏡（クスコ）です．用途に応じてさまざまな種類があり，サイズもSSS～LLLとあります．日本人女性を診察する場合はクスコ式Sを用意しておけば，問題ないことが多いですが，SSとMがあるとさらに安心です．

02 | 子宮頸部細胞採取器具（ブラシ）

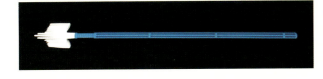

子宮頸部を擦過して，検体を採取します．年齢，ホルモン環境によって変化する子宮頸部の状態にあわせて，ブラシを選択しますが，写真のような山形のブラシがあると大部分をカバーできます．他にヘラや綿棒（細胞採取量は少ないが，出血も少ない）を使用することもあります．

03 | 固定保存液（液状検体法）

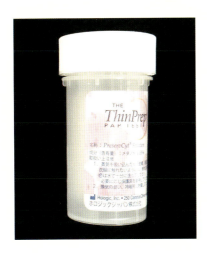

専用の固定保存液を用意します．細胞の回収，標本の作成方法によって異なるため，細胞診を実施する検査室で使用する器機によって決定されます．

必要なものはこれだけです．すぐに揃えられそうですね!!

3 産婦人科

＼THE手技／

準 備

1 診察のポジショニングと環境づくり

- 産婦人科といえば内診台のイメージが強い方もいらっしゃると思いますが，内診台はなくとも診察できます．そのまま仰臥位で開脚しただけでは，下方でのスペースがとれないため，腰枕（タオルなど）をいれて骨盤高位とすると診察しやすくなります．腟内を観察するためにライトが必要ですが，懐中電灯やペンライトを使ってもよいです．ホームセンターなどでヘッドライトを購入するという手もあります．

2 素振り

- まずは腟鏡の持ち方と素振りです（図）．
- クスコ式腟鏡は，鳥のくちばしのような形状をしていて，持ち手を前後にスライドさせることによって本体部分も開閉します．持ち手（Ⓐ）を，母指と示指で持ち，中指で可動部（Ⓑ）をスライドさせると開きます．逆の操作で閉じます．スムーズに開閉できるか，まず，素振りをしてみましょう．
- 持ち手のネジ部分（Ⓒ）を時計回りに締めると固定されます．

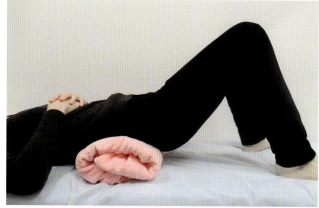
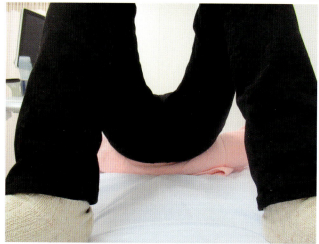

● 内診のポジショニング

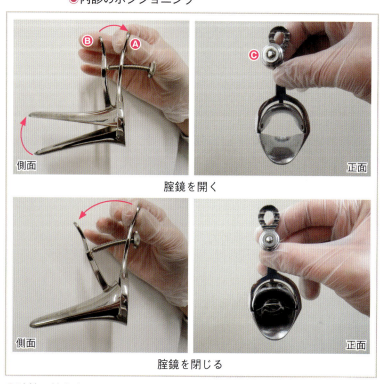

● 腟鏡の持ち方

実際の手順

STEP 1 外陰部の診察

- 外陰全体を視診します（図❶）．色調や形状に左右差がないか，腫瘤や隆起性病変がないかなど全体を見渡します．
- 触診については，次の「2．外陰・腟の診察手技」で説明します．

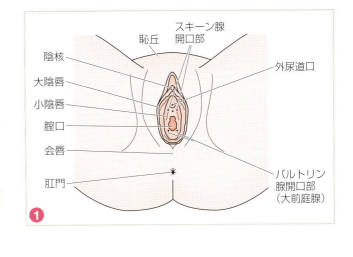

STEP 2 腟鏡による観察

1. 腟鏡を温め濡らします（図❷）．
2. 声をかけます（図❸）．

⚠ 見えないので必ず声をかけていきます．

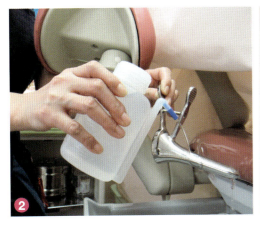

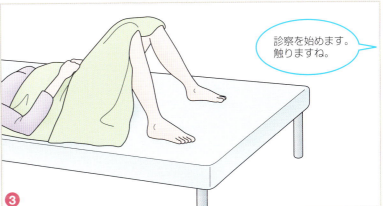

3. 腟口にそっと挿入します（図❹）．
   腟鏡は閉じたまま，持ち手を3時（もしくは9時）にして，やさしく腟口に挿入します（逆でも問題ないですが，左手で軽く腟口を開くため，右手に持ちます）．

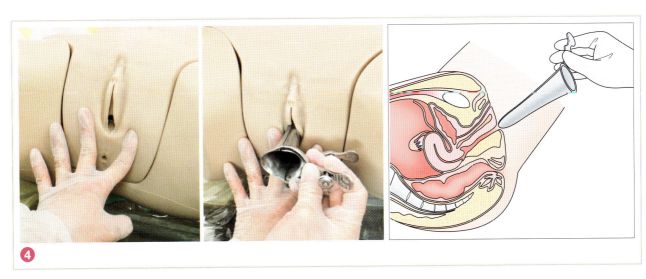

3 産婦人科

4 持ち手を12時方向へ回転させながら,腟内奥へと進めます(図❺).

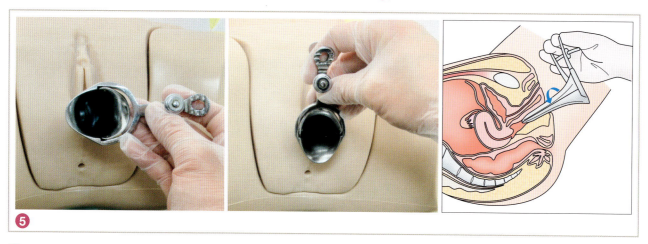
❺

5 ゆっくり開きながら子宮腟部を展開,腟鏡を固定します(図❻).

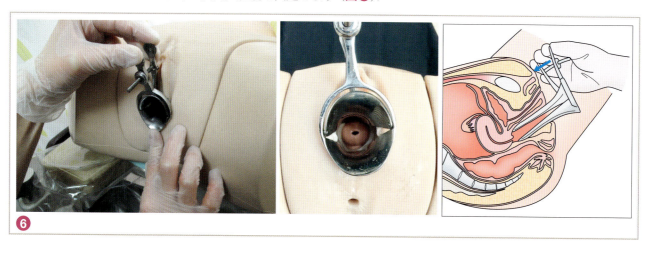
❻

6 子宮腟部を観察します.
　エストロゲンの影響で性成熟期の若年者は扁平円柱上皮境界(SCJ)が腟部外側へ外向し,閉経後には内向していきます(図❼).

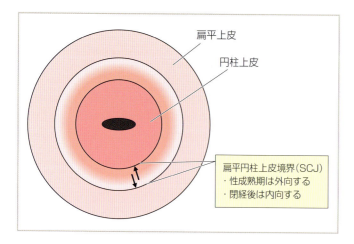

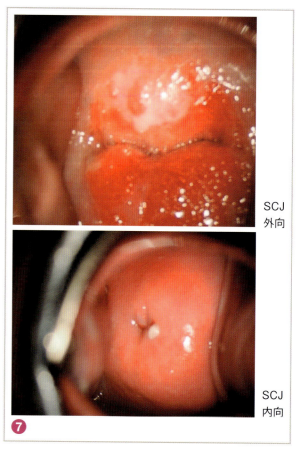

SCJ 外向

SCJ 内向

❼

54

STEP 3 子宮頸部細胞採取

1 外子宮口にブラシの先端を挿入しつつ，回転させながらSCJを中心にブラシで擦過します（図❽）．

本書で紹介している山形のブラシを用いると，大部分の症例をカバーできるのでおすすめです．

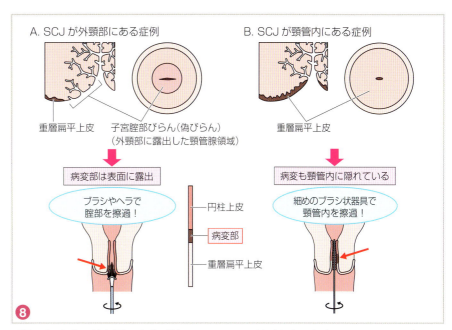

❽ 頸管円柱上皮と腟部扁平上皮が接するSCJから異形上皮は発生するため，この部分を中心に擦過します．年齢，SCJの位置に合わせて，ブラシを使い分けます．
（日本産婦人科学会・編集/監修：若手のための産婦人科プラクティス2012年版．2012, p12より改変引用）

2 固定保存液の入った容器へブラシの先端をつけ，混和して細胞を落とします（図❾）（製品によってはブラシの先端を外してそのまま容器内に落とし，検査室へ提出します）．

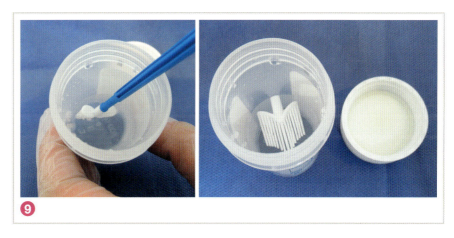

3 腟壁を挟まないように気をつけて，閉じながら挿入時と反対の手順で腟鏡をやさしく抜去します（図❿）．

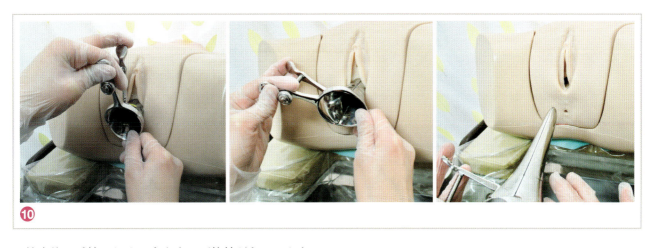

- 検査後，手技のため，出血する可能性があることを患者さんに伝えておきます．

子宮頸部細胞診標本の作成方法

細胞診標本の作成方法としては，ブラシなどの器具をスライドガラスに塗抹する従来法と，専用の固定保存液にブラシの先端をいれ細胞を混和して提出後，標本を作成する液状検体法（LBC法）があります．LBC法は直接塗抹法にくらべて，標本の量や質が均一化されるため不適正標本が減り，同一の検体をHPV-DNA検査や免疫染色に利用できるというメリットがあります．また，実際に採取する際の検体の取り扱いも簡便であるため，ここではGPにおすすめのLBC法を紹介しています．

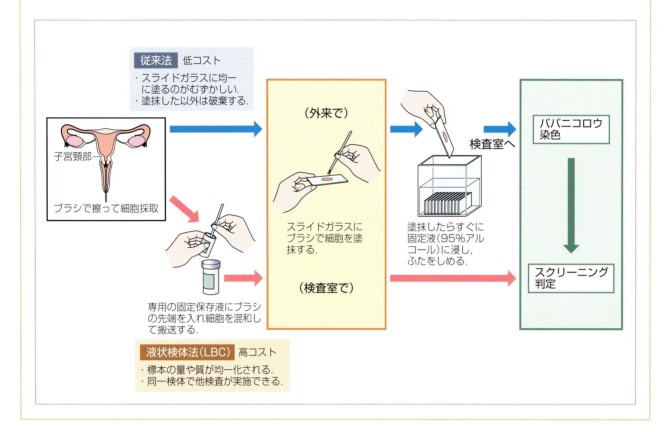

子宮頸部細胞診結果とその取り扱い

●細胞診結果　扁平上皮系

結果	略語	推定される病理診断	従来のクラス分類	英語表記	運用
1）陰性	NILM	非腫瘍性所見，炎症	Ⅰ・Ⅱ	Negative for intraepithelial lesion or malignancy	異常なし：定期検査
2）意義不明な異型扁平上皮細胞	ASC-US	軽度扁平上皮内病変疑い	Ⅱ-Ⅲa	Atypical squamous cells of undetermined significance (ASC-US)	要精密検査 ① HPV検査による判定が望ましい． 陰性：1年後に細胞診，HPV併用検査 陽性：コルポ，生検 ② HPV検査非施行：6か月以内に細胞診検査
3）HSILを除外できない異型扁平上皮細胞	ASC-H	高度扁平上皮内病変疑い	Ⅲa-b	Atypical squamous cells cannot exclude HSIL (ASC-H)	
4）軽度扁平上皮内病変	LSIL	HPV感染 軽度異形成	Ⅲa	Low grade squamous intra-epithelial lesion	要精密検査：コルポ，生検
5）高度扁平上皮内病変	HSIL	中等度異形成 高度異形成 上皮内癌	Ⅲa Ⅲb Ⅳ	High grade squamous in-traepithelial lesion	
6）扁平上皮癌	SCC	扁平上皮癌	Ⅴ	Squamous cell carcinoma	

●細胞診結果　腺系

結果	略語	推定される病理診断	従来のクラス分類	英語表記	取り扱い
7）異型腺細胞	AGC	腺異型または腺癌疑い	Ⅲ	Atypical glandular cells	要精密検査：コルポ，生検，頸管および内膜細胞診または組織診
8）上皮内腺癌	AIS	上皮内腺癌	Ⅳ	Adenocarcinoma in situ	
9）腺癌	Adenocarcinoma	腺癌	Ⅴ	Adenocarcinoma	
10）その他の悪性腫瘍	Other malig.	その他の悪性腫瘍	Ⅴ	Other malignant neoplasms	要精密検査：病変検索

●参考文献：

1) OECD：OECD Health Data 2015. Nov 2015
OECD［1999］，Principles of Corporate Governance（http://www.oecd.org/dataoecd/47/50/4347646.pdf），Retrieved 2006.09.15.
2) 村中璃子：10万個の子宮．平凡社．2018.

外陰・腟の診察手技

もし,"子宮頸がん検診はじめました"と掲げたら,実はおりものが…かゆみが…痛みやできものが…という患者さんがくるかもしれません.

腟鏡が使えるあなたはもう大丈夫.帯下(おりもの)の診察をマスターしましょう.

＼マスターすべき道具／

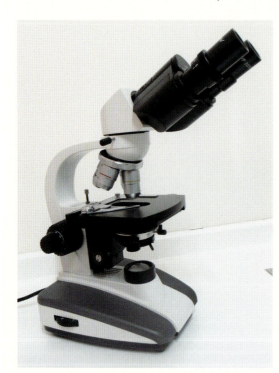

01 | 顕微鏡,スライドガラス

顕微鏡,スライドガラスとくればグラム染色か!? と思われるかもしれません.産婦人科では,染色せず,湿式マウント(wet mount)という方法で,分泌物を観察し,腟炎の診断をします.また今回は触れませんが,頸管粘液を観察し,排卵の時期を推定することもできます.

帯下の性状である程度の予想はできますが,実際に鏡検することができれば,診断の精度が増し,より適した治療を行うことができます.

＼＼THE手技／／

STEP 1 外陰の視診と触診

- 外陰全体を観察します．
- 症状があるときは陰唇の皺を伸ばしてよく観察し，必要があれば触診も行います．
- 右の写真はヘルペス病変があり，陰唇を伸ばして観察しているところです．

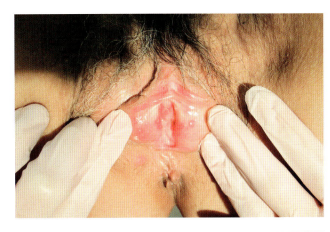

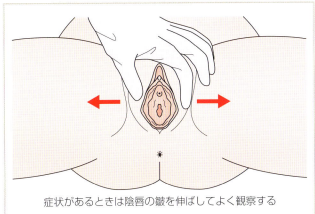

症状があるときは陰唇の皺を伸ばしてよく観察する

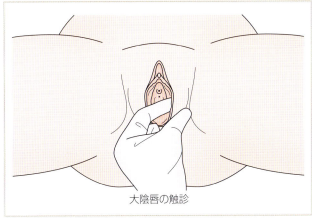

大陰唇の触診

≫ 代表的な外陰病変の診察・診断

外陰病変として頻度の高いものは，毛嚢炎，バルトリン腺嚢胞・膿瘍，性器ヘルペスです．毛嚢炎は他の部位に生じるものと基本的に同じなので，これ以外の2つについて解説します．

バルトリン腺嚢胞・膿瘍

原因：バルトリン腺開口部の閉塞により分泌液が貯留してできる嚢胞・膿瘍です．

診断：視診と触診．バルトリン腺開口部を含んでいるかどうかがポイントです．

治療：腫脹・疼痛が強い場合は穿刺，繰り返す場合は開窓術（専門医へ）を行います．

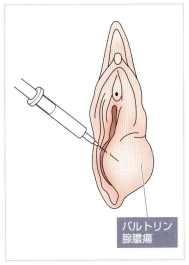

バルトリン腺膿瘍の穿刺

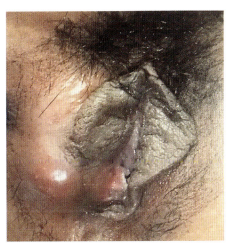

（日本産婦人科学会：目で見てわかる腟・外陰・皮膚・乳房疾患のすべて．研修医ノート（No.95），p26，2009 より転載）

3 産婦人科

性器ヘルペス

原因：単純ヘルペスウイルス（herpes simplex virus：HSV）1型もしくは2型の感染.

症状：初発では強い疼痛，排尿困難，鼠径リンパ節腫脹，発熱，全身倦怠感などを伴います.

視診：外陰部に浅い潰瘍やびらん，水疱性病変が出現します.

診断：プライムチェック® HSVにより短時間かつ高感度にHSVを検出でき，おすすめです（他に蛍光抗体法，核酸増幅法など）.

治療：抗ヘルペスウイルス薬外用，内服．症状が強い場合は静脈内投与を行います．疼痛コントロールのため，鎮痛剤やキシロカインゼリー®を使用します．入院が必要になることもあります．

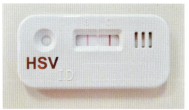
プライムチェック® HSV 陽性

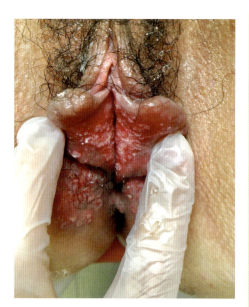

STEP 2 腟鏡による観察

- 腟鏡を挿入し，腟壁，子宮腟部，頸管粘液および腟分泌物の性状を観察します.
- ヘルペスやコンジローマの場合，腟内に病変があることもあります.
- 良い腟内環境では帯下は透明～白色で少量です.
- 腟炎として頻度の高いものと，帯下の性状を簡単にまとめると表❶のようになります.
- 特にカンジダ腟炎は月経の前後や抗菌薬内服後に発症し，頻度も高く，腟鏡診のみで診断できることも多いです.
- また，閉経後の女性に多いのが萎縮性腟炎です．帯下異常の訴えよりも，かゆみと出血（性交後など），性交痛の訴えが多いのが特徴です.
- プライマリ・ケア領域では，この4つの腟炎をおさえておけば大丈夫です！

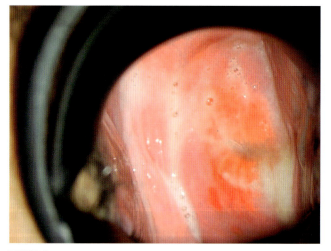
正常腟内

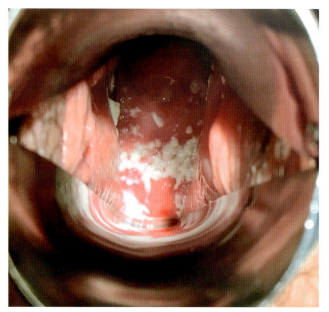
カンジダ腟炎

表❶ 代表的な腟炎

		色	匂い	性状
1位	カンジダ腟炎	白色	軽度	カッテージチーズ状，酒粕状，粥状
2位	細菌性腟炎	灰白色	魚臭い	泡状
3位	トリコモナス腟炎	黄～緑色	強い	膿性泡沫状　出血することもある

STEP 3 腟分泌の鏡検

次に腟分泌の鏡検を行います．
1 まず標本（湿式マウント）を作成します．

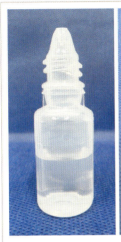

① スライドガラスに生食を1滴滴下

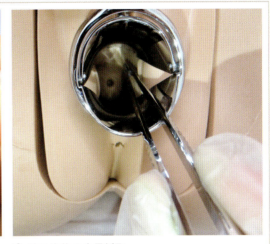

② 腟分泌物を少量採取
👉 多いと観察しづらいですよ!!

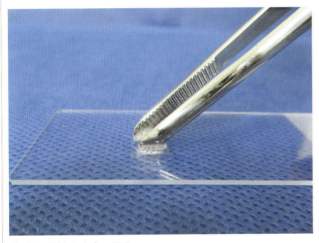

③ ②の検体を生食に混和

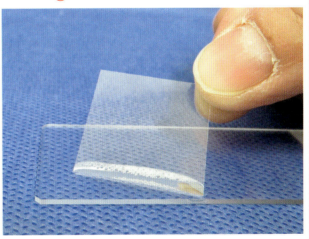

④ カバーガラスをのせて，完成

2 作成した湿式マウント標本を，顕微鏡で観察します．

　腟分泌物が採取できればよいので，たとえば小児や未性交の患者さんの場合など，腟鏡診がむずかしい場合には，腟口付近の外陰部に付着した分泌物やシートに付着した検体でも標本の作成が可能です．

腟炎の顕微鏡所見

正常腟内

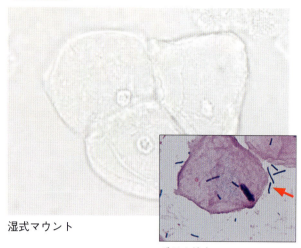

湿式マウント

グラム染色

正常な腟上皮細胞を認めます．正常腟内にはLactobacillusという乳酸桿菌（→）が常在しています（正常腟内・グラム染色の画像は上五島病院検査室の提供による）．

細菌性腟炎

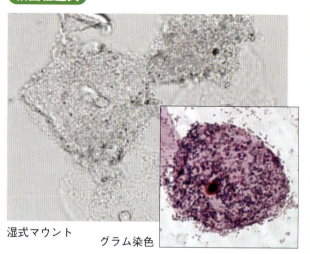

湿式マウント

グラム染色

球桿菌に覆われたクルー細胞を認めます．グラム染色するとよりわかりやすいです．水酸化カリウム（KOH）を腟分泌物に滴下すると，細菌性腟炎の場合，魚の腐敗臭がします．これは細菌性腟炎の臨床診断基準の一つになっています．

カンジダ腟炎

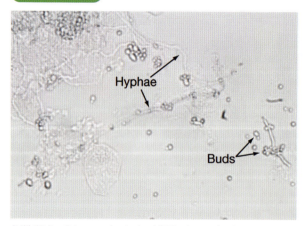

仮性菌糸（Hyphae）および芽胞（Buds）を認めます．*Candida albicans* のスパゲッティとミートボールと表現される所見です．上皮細胞が多く，酵母がわかりにくい場合がありますが，水酸化カリウム（KOH）を使用すると，組織が融解されて観察が容易になります．

トリコモナス腟炎

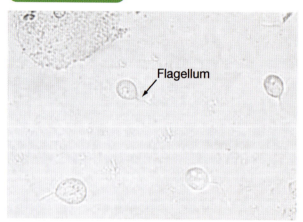

鞭毛（Flagellum）を使って泳いでいるトリコモナス原虫を確認することができます．

Anderson MR, et al：Evaluation of vaginal complaints. JAMA 291（11）：p1,369 より許可を得て転載．

- 外陰の異常は多彩で，性感染症の可能性も考える必要があります．診察時は，感染予防は必須であり，手袋はもちろんゴーグルを使用することもあります．
- そして必要に応じて性感染症のスクリーニングを行います．特に性交経験のある若い女性に対しては，不妊や産道感染の原因となるため，クラミジアや淋菌の検査は積極的にすすめましょう．
- 特にクラミジアは90％以上が無症状です．腟鏡がなくても，スワブを腟口部から挿入し採取した腟分泌物や尿でも検査できます（尿は保険非適応）．
- 女性のヘルスケアにおいて，性感染症のスクリーニングはとても重要です．性感染症のスクリーニングをすすめ，その予防法を教育する医者として，患者さんとの距離が近いGPはまさにその適任者ですね！

3 不正性器出血の診断手技
―腟鏡診，内診，経腟エコー，子宮内膜細胞診

　産婦人科外来といえば，不正出血‼　と思い浮かぶ方もいらっしゃるのではないでしょうか？　通常の月経と異なる出血を不正性器出血とよびます．診断はまず月経の様子を聞き，月経なのかどうかと鑑別するところから始まります．実はこの鑑別がむずかしかったりします．そして，妊娠の有無を確認する必要があります．妊娠の診断に関しては次項の「4．妊娠の診断手技」で学びましょう．重要な鑑別疾患として必ず悪性疾患を否定する必要がありますが，そのために行う子宮内膜細胞診（子宮体がん検診）は専門医でもむずかしいことがあり，かつ痛みを伴う検査であるため，専門医レベルの高い検査です．そのため，結局，不正性器出血は専門医の診断が必要になるかもしれませんが，ここでまずは腟鏡診，内診，経腟エコーといった一般的な婦人科診察の手技をマスターしましょう．

＼マスターすべき道具／

01 経腟エコープローブ

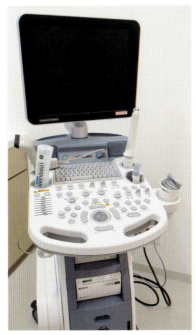

骨盤内臓器である子宮とその付属器は，経腹的に観察するのはなかなかむずかしいので，腟口から挿入し，直接子宮にアプローチできる経腟エコープローブは産婦人科診察にとって，大きな武器になります．使用方法はとても簡単ですが，良い像を描出するためには被検者の状態（肥満の有無など）や検査者の技量と経験値が大きく影響します．マスターすれば，子宮付属器に関してはCTよりも多くの情報を得ることができます．

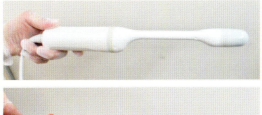

持ち方：エコーマーク（凹み部分）が上にくるように持ちます．これが基本の持ち方です．

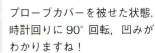

プローブカバーを被せた状態．時計回りに90°回転，凹みがわかりますね！

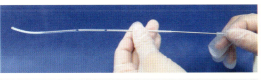

最初はブラシを外筒内に収納しておきます．

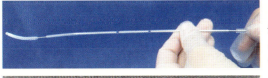

外筒をスライドするとブラシがでてきます．

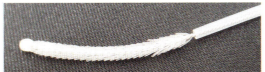

ブラシの拡大図

02 子宮内膜細胞採取器具

子宮内膜細胞診のための検体を採取する際に使用します．頸部細胞診同様，擦過して検体を採取します．ブラシ以外にもさまざまな形態がありますが，使用方法はほとんど同じです．
また，本書で紹介する擦過法以外に吸引法という方法もあります．

3 産婦人科

THE手技

症例 32歳，女性．本日は感冒症状のため受診．『2週間前に生理が終わったのに，昨日から出血あるんですよね〜．風邪のせいかなあ…』

- 不正性器出血は右の図のような流れに沿って診断していきます．大切なことは妊娠の有無のチェックと，悪性疾患の否定です．必要に応じて子宮頸がん検診（子宮頸部細胞診）と子宮体がん検診（子宮内膜細胞診）を行います．

● 不正性器出血の診断の流れ

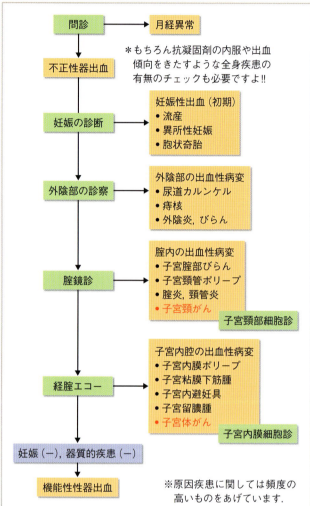

STEP 1 腟鏡診による診察

1. 腟鏡を使用し，腟壁，子宮腟部の診察を行います．まず，腟内に出血はありますか？
2. 出血があれば，綿棒や綿球などで拭って，出血の原因病変がないか観察します．実際に子宮内腔からの出血が確認できる場合もあります．また，出血がはっきりしなくても，子宮口を拭って血液が付着する場合，子宮内腔からの出血の可能性を考えます．

☞ 子宮腟部は前述の扁平円柱上皮境界（SCJ）が外向している場合，易出血性です．強くこすると，手技による出血と区別がつかなくなることがあるため，やさしく拭います．

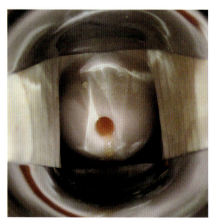
子宮口（子宮内腔）からの出血

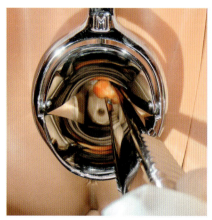
子宮腟部を綿球で拭う

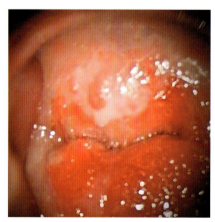
子宮腟部びらん

64

3 不正性器出血の診断手技—腟鏡診，内診，経腟エコー，子宮内膜細胞診

STEP 2 内診

- 内診は，腟側と腹部側の両方から触診します．これを双手診とよびます．
① まずは腟口に左の示指をそっと挿入します．

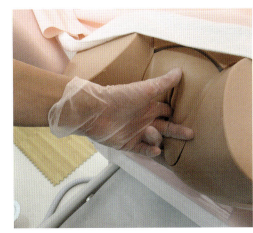
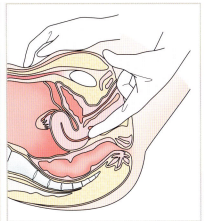

② 右手で腹部を触診して左示指との間に対象物を挟み込みます．
　子宮や卵巣，腫瘤があれば，腫瘤の大きさや硬さ，可動性などを評価します．

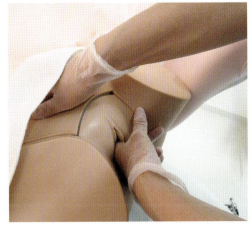
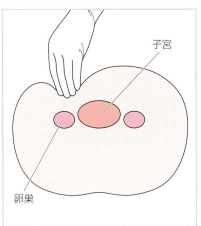

＊子宮の向きは①前向き（前屈），②中位，③後ろ向き（後屈）の3通りです．
　双手診で前側にとび出してくるように触れるときは前屈，底部が触れにくいときは後屈です．

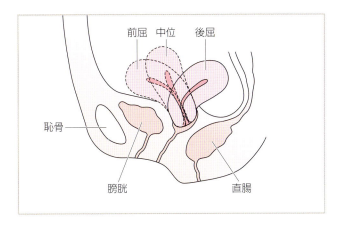

3 産婦人科

STEP 3 経腟エコー

次に経腟エコーを行います.

■準備

① まず素振りを行い，プローブの向きと得られる画像について理解しましょう.

　プローブはエコーマーク（凹み）が上になるように持ちます．この状態では矢状断が描出できます．90°回転させると，水平断が描出されます．

　モニター画面の決まりとしては，画面の左側が被検者の頭側もしくは右側，画面の右側が被検者の足側もしくは左側となります.

② 経腟エコープローブを水で濡らします．ゼリーを使うこともあります.

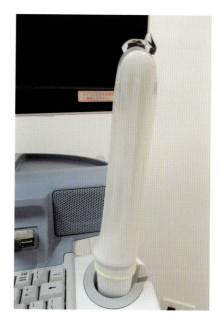

経腟エコー素振り（プローブの向きと得られる画像）

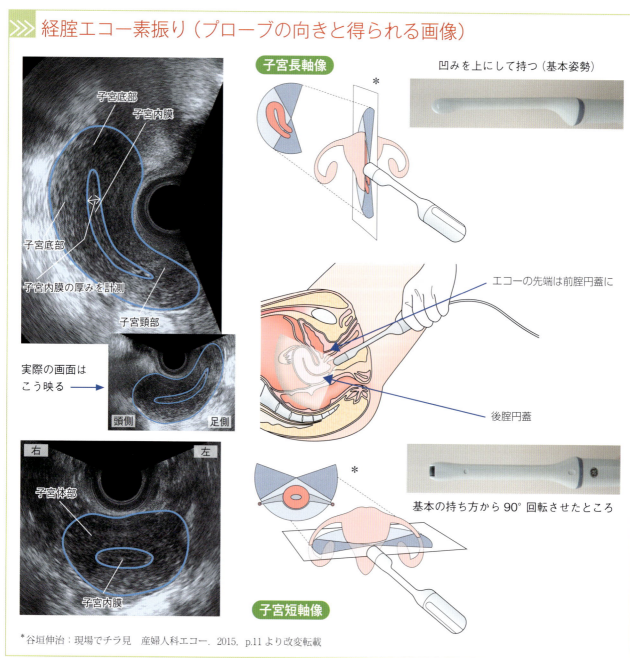

*谷垣伸治：現場でチラ見　産婦人科エコー．2015．p.11 より改変転載

1 子宮の描出と観察

① エコーマーク（凹み）を12時方向にして（図❶），そっと腟口に挿入（図❷），エコープローブは前腟円蓋に押し当てるように挿入します．子宮の長軸像が描出されますので，子宮内膜ができるかぎり連続するように微調整します（図❸）．

② プローブを90°回転させ（図❹），子宮の短軸像を観察します（図❺）．

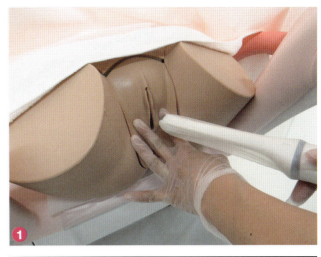

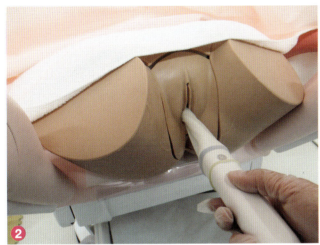

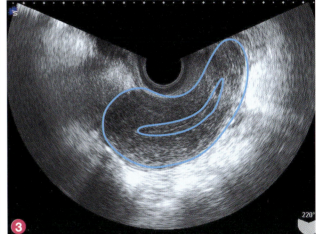

子宮長軸像

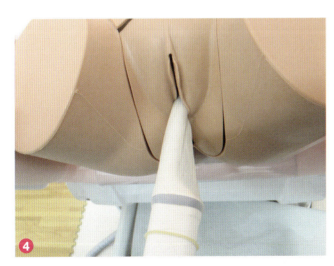

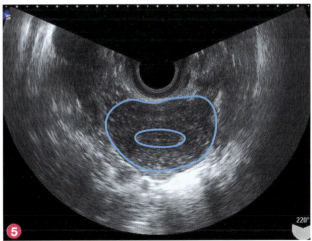

子宮短軸像

③子宮内膜を観察し，内膜の厚みを測定します．内膜病変の有無を観察します．子宮内膜の厚さとエコー所見は月経周期，ホルモン環境により変化します（図❻）．

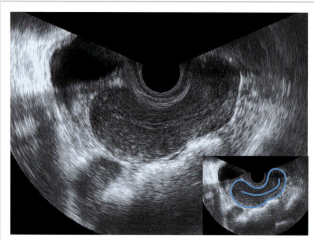

月経期内膜
内膜は剝離し，菲薄化しています．

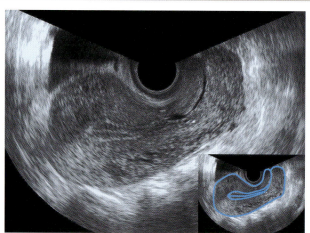

排卵期内膜
内膜は木の葉状になります．

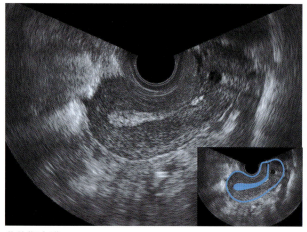

黄体期内膜
排卵後，内膜の輝度が上昇し，厚みを増します．

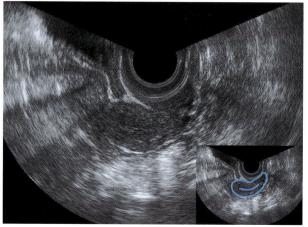

閉経後子宮
内膜は薄く，子宮自体も萎縮しています．

❻

3 不正性器出血の診断手技—腟鏡診，内診，経腟エコー，子宮内膜細胞診

2 子宮付属器（卵巣）の描出と観察

① プローブをゆっくり左右にふって（図⑦），両側の子宮付属器を観察します．卵巣は可動性があり，周囲には腸管があるため，被検者の状況（年齢，腸管ガス像，内臓脂肪の量）によってむずかしいこともあります．左右の腸骨血管を指標とすると，見つけやすいです．卵巣も月経周期，ホルモン環境により変化します（図⑧）．月経後徐々に卵胞は発育し，20 mm 前後となると排卵します．

② もちろん膀胱の様子，腹水の有無なども同時に観察できます．

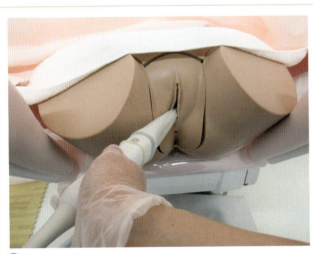
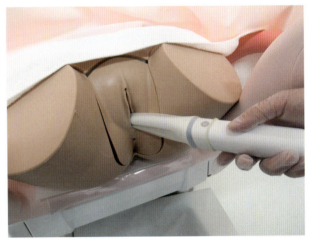

❼

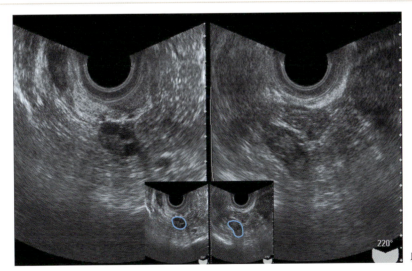

卵胞期卵巣

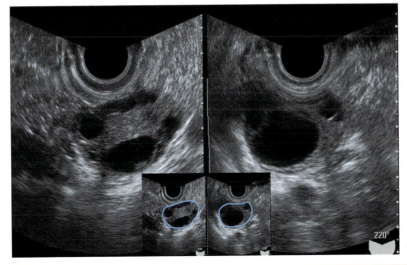

❽ 排卵期卵巣

3 産婦人科

STEP 4 子宮内膜細胞診（子宮体がん検診）

悪性の否定が必要な場合は子宮内膜細胞診を行います．子宮体がんの90%以上で異常性器出血が認められており，特に閉経後の不正性器出血に対しては必須の検査となります．近年は若年層でも増加してきているため，積極的に検査をすすめるようにしていますが，専門医でも10%前後で検査不能例がある難易度の高い手技であり，疼痛も伴うため，十分に経験を積んでから行うのがよいでしょう．

方法としては擦過法と吸引法がありますが，ここでは擦過法を紹介します．

① 腟鏡で子宮腟部を展開します（子宮が逃げないように挟むイメージで）．
② 子宮の向き（前屈，中位，後屈）をイメージして，子宮口にブラシを挿入します．痛みも伴うので，ゆっくりとやさしく，目盛りを確認しながら突き当たるまで挿入します．
③ 外筒を引き，ブラシを露出させ，動かしながら内膜細胞を採取します．
④ ブラシを収納し，ゆっくりと抜去します．
⑤ 再度，ブラシを露出し，スライドガラスに塗抹，アルコール固定し，検査室へ提出します（子宮頸がん検診同様，LBC法も可能です）．

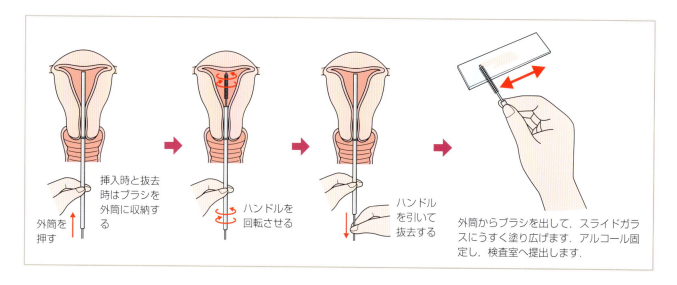

以上で一連の婦人科診察ができました．

不正性器出血の診断の流れに沿って妊娠が否定され，器質的病変が確認されず，子宮頸がん検診，子宮体がん検診ともに異常なしであった場合，機能性出血と考えます．

妊娠の診断手技

　妊娠の診断手技ですが，実は手技はさほどむずかしくありません．むしろ，むずかしいのは患者さんに，検査の必要性を説明するところかもしれませんね．
　月経の様子をよく聴取し，妊娠の可能性のある場合（いつもと違う月経は妊娠初期の出血ということもあります）や，妊娠の否定が必要な場合（若い女性の腰痛など）は，患者さんが妊娠の可能性を否定しても検査の必要性を説明して検査することも大切です．妊娠反応が陽性となったら，エコーを使って子宮内妊娠を確認していきます．

＼マスターすべき道具／

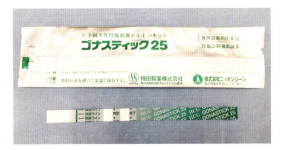

01 | 尿hCG 定性検査

尿中のhCG の定性検査で，女性に関わるすべての医療従事者はマスターしましょう．hCG とはヒト絨毛性ゴナドトロピンという性ホルモンで，妊娠成立によって形成された絨毛組織から分泌されます．最小検出感度は 25 mLU/mL 前後，妊娠 4〜5 週で陽性になります．使用方法は市販の妊娠検査薬と変わらず，とても簡単です．

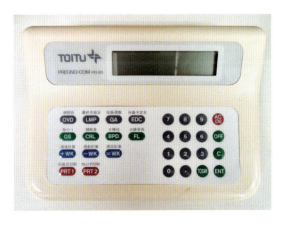

02 | 妊娠歴計算機

最終月経や排卵日を入力することで分娩予定日を算出してくれます．また，予定日を入力することで，妊娠週数を確認することができます．最近は便利なアプリなどもありますが，産婦人科外来に 1 台はあり，よく使用される働き者です．

3 産婦人科

THE手技

症例 嘔吐を主訴に胃腸炎かな？と受診した女性．話を聞いていくと月経が1週間ほど遅れている!?　今後の検査や処方する薬の内容にも関わりますので，念のため，妊娠検査を行いましょう．

POINT
- 妊娠の診断は2段階で行います．
- 第一段階が尿中hCG定性による妊娠反応検査，第二段階がエコーによる子宮内妊娠の確認です．

STEP 1　尿hCG定性検査

⓪採尿してもらいます．
①試験紙を取りだし，採尿ラインまで数秒間浸します（図❶）．
②採尿コップの上などに静置します（図❷）（紙など吸湿性のあるものの上には置かない）．
③数分後に判定します（図❸）．
製品によって，時間など多少の違いがあるのでそれぞれの説明書を確認してください．

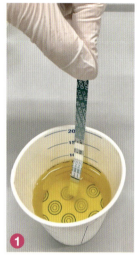
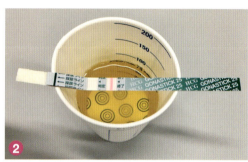
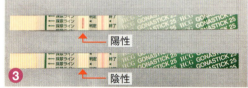

STEP 2　経腟エコー

ここをCheck!
- □子宮内に胎嚢を認めるか？
- □胎嚢内に卵黄嚢を認めるか？
- □胎芽（胎児）と胎児心拍を認めるか？
- □妊娠は単胎か多胎か？
- □妊娠週数は？
- □胎嚢，胎児以外に気になる所見はないか？（血腫の有無は？子宮や卵巣は正常か？）

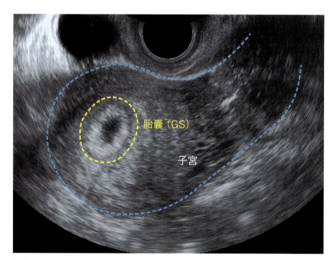

❹ 胎嚢（gestational sac：GS）
胎嚢はwhite ring echoといわれるように，子宮内に高輝度の環状構造として確認されます．

妊娠反応が陽性の場合，経腟エコーで妊娠の確認をしましょう（もう経腟エコーはできますね）．妊娠の確認とは，子宮内に胎嚢を認める，もしくは羊膜腔と胎児を認める，ということです．

1 胎嚢の描出
- 経腟エコープローブを腟内に挿入して，子宮の長軸像を描出し，胎嚢を探します（図❹）．
- 胎嚢は妊娠4〜5週で確認できるようになります．妊娠により，肥厚した子宮内膜の中に袋状の胎嚢が出現します．図❹のような所見が特徴的ですが，低エコー帯周囲の高輝度環状構造がはっきりしない場合，異所性妊娠などで認められる偽胎嚢であることもあり，注意が必要です．

2 卵黄嚢
- 胎嚢の出現から数日後，妊娠5週前後には卵黄嚢が

確認できます．内部に卵黄囊を認めると胎囊であるといえます．

- 最終月経から4～5週で胎囊がはっきりしない場合，1週間後（5～6週）に再検査を行います．
- 異所性妊娠の可能性を疑う（**表❶**）ときは，血中hCG定量検査を行います．検査ができないとき，または**表❶**のようなときは専門医へ相談しましょう．

3 胎芽

- 胎囊が確認できたら，その1～2週後（6～7週）に卵黄囊に接して胎芽が出現します（**図❺**）．

表❶ 異所性妊娠の可能性を疑うとき

- 最終月経から5～6週で，子宮内に胎囊がない場合
- hCGが1,000 IU/L以上で，子宮内に胎囊が確認できない場合
- 胎囊と思われる低エコー帯周囲の輝度が低い場合，辺縁が不正である場合

表❷ CRL値に対応する妊娠日数

CRL (mm)	Gestational Age		
	10%ile	50%ile	90%ile
13	7W+3	8W+0	9W+0
14	7W+4	8W+1	9W+1
15	7W+5	8W+2	9W+1
16	7W+6	8W+3	9W+2
17	8W+0	8W+4	9W+3
18	8W+1	8W+5	9W+4
19	8W+2	8W+6	9W+5
20	8W+3	9W+0	9W+6
21	8W+4	9W+1	10W+0
22	8W+4	9W+2	10W+1
23	8W+5	9W+2	10W+1
24	8W+6	9W+3	10W+2
25	9W+0	9W+4	10W+3
26	9W+1	9W+5	10W+4
27	9W+2	9W+6	10W+5
28	9W+2	10W+0	10W+5
29	9W+3	10W+0	10W+6
30	9W+4	10W+1	11W+0
31	9W+5	10W+2	11W+0
32	9W+6	10W+3	11W+1
33	9W+6	10W+3	11W+2
34	10W+0	10W+4	11W+2
35	10W+1	10W+5	11W+3
36	10W+1	10W+5	11W+3
37	10W+2	10W+6	11W+4
38	10W+3	11W+0	11W+5
39	10W+3	11W+0	11W+5
40	10W+4	11W+1	11W+6
41	10W+5	11W+2	11W+6
42	10W+5	11W+2	12W+0
43	10W+6	11W+3	12W+0

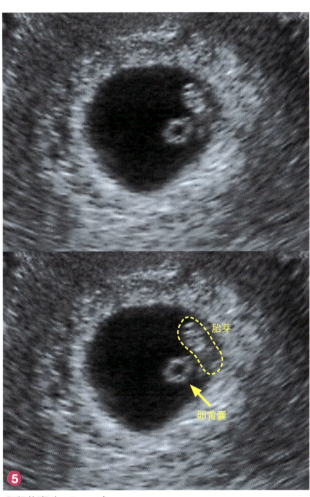

❺ 卵黄囊（yolk sac）
胎囊の内部に高輝度環状構造が出現，これが卵黄囊．

4 CRLの計測

- 妊娠8週頃には胎芽の頭部と体幹，四肢の区別がはっきり確認できるようになります．頭殿長（CRL：crown-rump length）を出してみましょう．胎児の頭部から殿部の先端を結ぶ直線距離を計測します．
- ほとんどの経腟エコー機器には産科計測の機能があり，CRLを計測すると，妊娠週数および分娩予定日が算出されます．
- では，産科計測機能のついていない超音波機器の場合，どうしましょう？日本超音波医学会より胎児計測値に対応する妊娠日数の基準値が出されています（**表❷**）．
- また，GSの大きさやCRL値から，おおよその週数を推定することもできます．

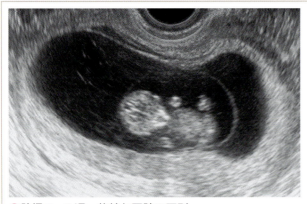
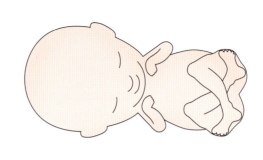

●胎児8〜9週 体幹と四肢の区別

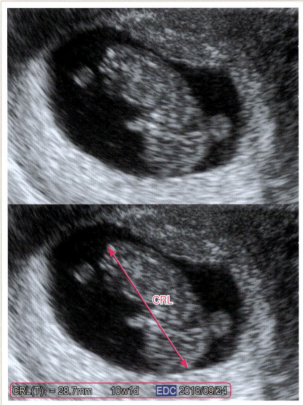
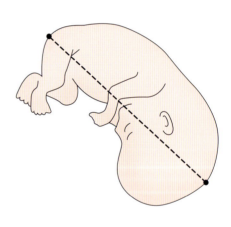

CRLを計測すると妊娠週数が算出される

自然の屈曲位で胎児の頭部から殿部までを計測

①胎嚢（GS）

経腟法では，妊娠4週2日から2mm径のGSが認められるようになります．妊娠5週で96％，妊娠6週で100％に認められます．GS内には5週になると卵黄嚢（yolk sac）が見え始め，GSは，1日1mmの割合で増大します（表❸）．

②頭殿長（CRL）

CRLは8週で1cm，以後1週間に1cmの割合で，11週ごろまでは，ほぼ直線的に増大します．表❹に示すようにCRL（cm）+7の式で，妊娠週数を推測することができます．

表❸ GSによるおおよその妊娠週数の推定方法

「妊娠週数= GS（cm）+ 4」の式を適応

妊娠5週	GS 1 cm
妊娠6週	GS 2 cm
妊娠7週	GS 3 cm
妊娠8週	GS 4 cm

表❹ CRLによるおおよその妊娠週数の推定方法

「妊娠週数= CRL（cm）+ 7」の式を適応

妊娠8週	CRL 1 cm
妊娠9週	CRL 2 cm
妊娠10週	CRL 3 cm
妊娠11週	CRL 4 cm

5 胎児心拍
- 胎芽の出現から数日後，妊娠 6 週後半頃には，チカチカと心拍も確認されてきます．
- 実際の拍動を目で確認しますが，M モード法で動きがあることを確認したり，胎芽がある程度の大きさになるとパルスドップラー法でも確認できます．

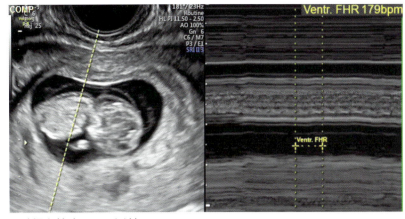

● 胎児心拍（M モード法）

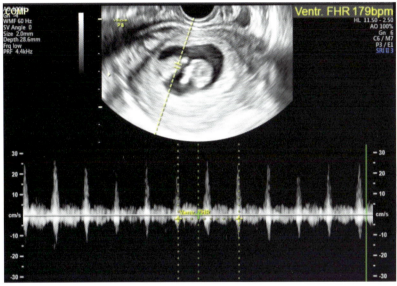

● 胎児心拍（パルスドップラー法）

6 単胎か多胎か？
- 妊娠組織の数を確認します．胎囊，卵黄囊，胎芽数および胎児心拍の数をそれぞれ確認します．

7 分娩予定日の決定
- 妊娠 8〜10 週までの CRL 測定による妊娠週数の評価が最も確度が高いといわれています．その時期となる CRL が 14〜41 mm のときに，分娩予定日を決定することが推奨されています．
- 分娩予定日の決定は，最終月経開始日から算出された予定日と，正確に測定された CRL 値からの予定日を比較して，ずれが 7 日以内である時は，最終月経から算出される分娩予定日を採用します．7 日以上のずれがある場合は CRL 値からのものを採用します．
- また，予定日を算出するためのアプリもあります．妊娠暦計算機が手元にない場合，筆者もよく利用しています．このアプリの CRL 値，BPD 値（次項後出）は日本超音波医学会のデータに依っているため，日本人に十分に適用できるのでおすすめです．

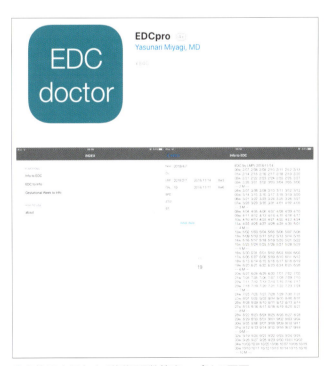

● 分娩予定日および妊娠週数算出アプリの画面

8 胎嚢・胎児以外の所見はどうか？

- 妊娠期のエコーをするとき，どうしても子宮内，特に胎児にばかり目がいきがちですが，胎嚢や羊膜腔の周囲に血腫がないか，筋腫などの合併がないか，子宮付属器は正常か，なども忘れずにチェックするようにしましょう．
- 妊娠初期であっても，経腹エコーも試してみましょう．妊婦さんの状態次第では経腹エコーで確認できることもあります．経腟エコーがない場合もやってみる価値はあります．膀胱内を充満させると見やすいです．

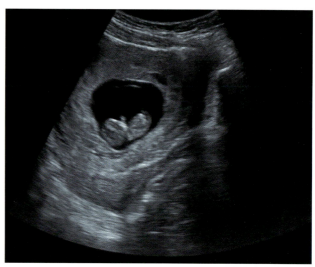
● 経腹胎児の画像

　以上が妊娠の診断から分娩予定日の算出までの一連の流れです．

　妊娠週数の推定はもちろん必要ですが，分娩予定日の決定は，10か月間の妊娠の肝（キモ）となる，とても重要な項目です．海外では妊娠初期の診察や妊娠健診を助産師が行うところもありますが，分娩予定日の決定は専門医が行うことが多いようです．日本では分娩予定日が決定され，母子手帳が発行されるといよいよ妊婦健診に入っていきます．

　次項では妊婦健診に必要な胎児エコーをやってみましょう．

胎児エコーの検査手技

　産科のエコーといえば，胎児エコー !!　と思われる方も多いのではないでしょうか．初期研修などで経験したことのある方も多いと思います．妊娠子宮は週数とともに腹壁側へ前傾して大きくなってくるため，週数が進めばすぐに胎児を描出することができます．
　GPにチェックしてほしい項目は，胎児エコーの基本的項目である胎児，胎児心拍数，胎盤，臍帯，羊水の状態です．
　胎児の状態を評価することが目的ですが，プローブを当てて，胎児の心拍や元気に動いていることを確認すれば，妊婦さんが安心できることは言うまでもありません．思ったよりも簡単です．さあ，やってみましょう !!

＼マスターすべき道具／

01 | 経腹エコープローブ

胎児エコーも腹部エコーなので，いつも使用している腹部エコー用のプローブでかまいません．エコー本体の使用方法ももちろん，腹部エコーのそれと変わりません．胎児心エコー用や4Dエコー用のプローブを使用することもあります．
自分の手で映し出される胎児は，検者にも癒しを与えてくれます．

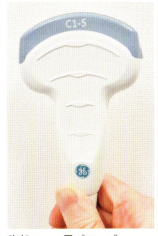
腹部エコー用プローブ

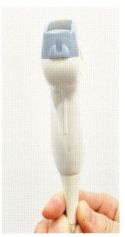

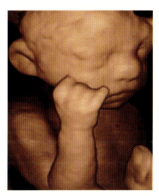
胎児4Dエコー画像

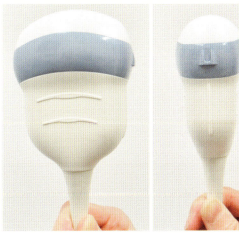
4Dエコー用プローブ

● プローブの持ち方
母指と示指でペンを持つように把持し，薬指と小指で腹壁に固定すると操作しやすいです．もちろん，やりやすい方法でかまいません．

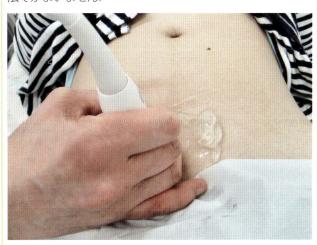

THE手技

準 備

- ベッドとエコーを配置します（図❶）．
  エコーを妊婦さんの頭側左側に配置し，右手でプローブを操作することが多いようです．もちろん利き手，好み，やりやすさ，診察室の形や広さで決めてよいと思います．効率のため，左右にベッドを配置して行うこともあります．
- 妊婦さんをベッドへ臥床させます．お腹が大きくなると，完全なフラットよりも上体を少し起こした状態のほうが楽で，エコーの画面も一緒に見やすいですが，ベッドや診察室の事情に合わせて工夫します（ベッドが動かなければ図❶のように大きめの枕やクッションを用意する方法もあります）．

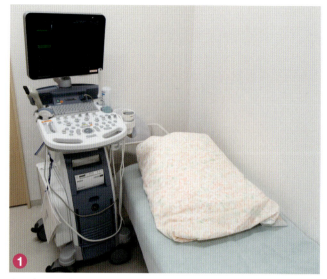

少し部屋を暗くすると見やすくなります．

① 産科計測機能がついていれば，週数もしくは予定日を入力します．
② ゼリーを塗布します（図❷）．ゼリーはベタベタしますが，多めにつけたほうが見やすいです．
③ プローブをあてると，羊水腔の中に胎児が確認できます（図❸，❹）．

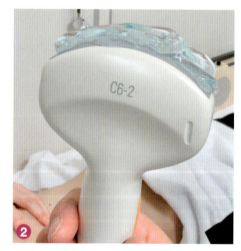

ゼリーは温めておいたほうが親切です．

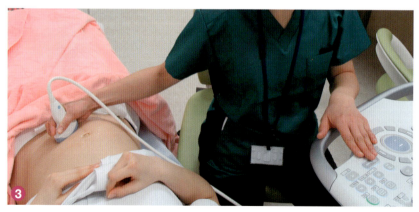

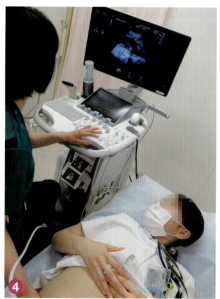

プローブの向きと画像

プローブの向きと画像の表示方法には決まりがあります．

■ 縦断操作（矢状断）

妊婦の足側が画面右に，頭側が画面左に表示されるようにします．
（母体の右側から見た画像）

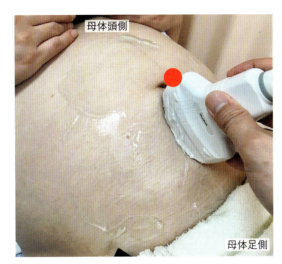
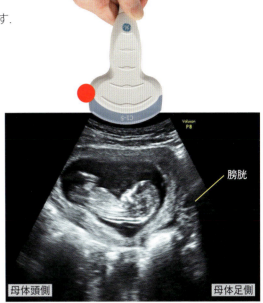

■ 横断操作（水平断）

妊婦の左側が画面右に，右側が画面左に表示されるようにします．
（母体の下から見上げた画像）

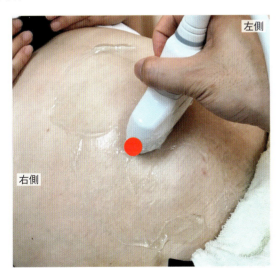
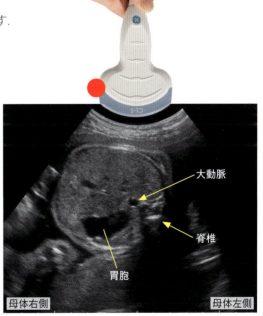

胎児腹部（横断面）

縦断操作　　　　　　　　　　　横断操作

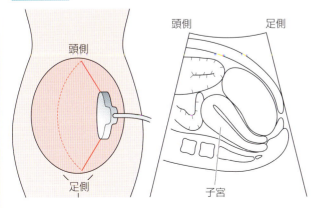
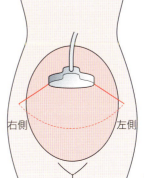
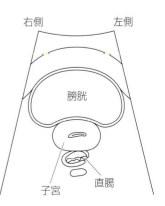

実際の手順

GPにチェックしてほしい項目は右のとおりです.

1 胎児の数（単胎or多胎？）

ほとんどの場合は初期に確認されていますが，健診を受けていない場合は確認が必要です．胎児が大きい場合や品胎以上の場合は見落とすこともありますので，全体をくまなくチェック!!

2 胎児心拍

心臓部が実際にチカチカと拍動しているのがわかります．ドップラー法を併用すると実際に胎児心拍数が測定できます．110〜160/分が正常です．

ドップラー心音計を使うのもあります．もちろん実際に数えてもよいです（10秒×6など）．

大切なことは，
- 心拍が確認できるか（あるのかないのか），
- 徐脈がないか（おおまかに100回/分以下ではないか）
- エコー操作中（心拍が見えるときでよいので），徐脈がでることがないか，

の確認です.

ここをCheck!
- □ 胎児の数は？
- □ 胎児の心拍は正常か？
- □ 胎児の向きは頭位か非頭位か？
- □ 胎児の発育は良好か？
  - 児頭大横径（BPD：biparietal diameter）
  - 腹囲（AC：abdominal circumference）
  - 大腿骨長（FL：femur length）
  - 推定胎児体重（EFW：estimated fetal weight）
- □ 羊水量は正常か？
- □ 胎盤・臍帯に気になる点はないか（胎盤の血腫や肥厚はないか）？
- □ 胎児は元気か（BPS：biophysical profile score の評価）？

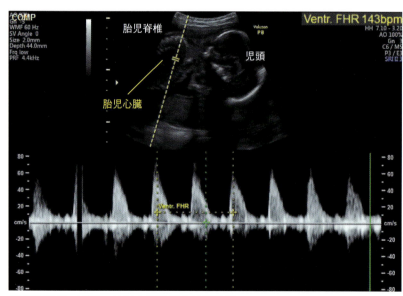

●パルスドップラー法による胎児心拍数計測

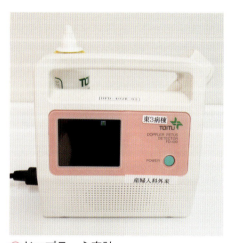

●ドップラー心音計

3 胎児の向き

胎児の向きで大事なのは，頭位か非頭位かということです．頭が母体足側なら頭位，それ以外は非頭位（骨盤位もしくは横位）です．

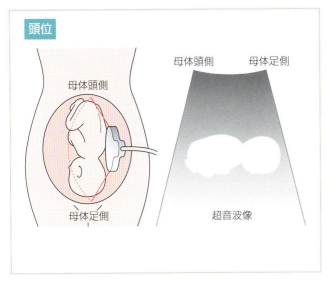

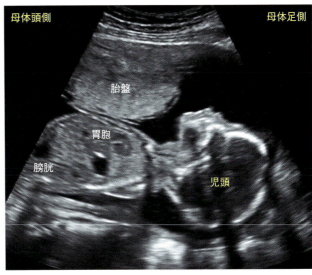

● 頭位

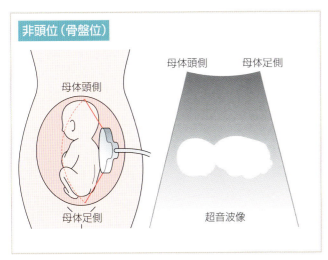

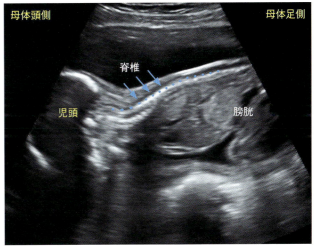

● 非頭位（骨盤位）

4 胎児の大きさ

胎児の大きさは，児頭大横径（BPD），腹囲（AC），大腿骨長（FL）の3点を計測して評価します．実際の計測値から，推定胎児体重（EFW）を算出し，胎児の発育を総合的に評価します．

エコーに産科計測モードがあれば，計測していくだけで，自動的に算出されます．

日本超音波医学会によりそれぞれの胎児計測値に対する妊娠週数ごとの基準値が設定されています（CRL にもありましたね‼ ☞73頁参照）．それぞれの計測値を対応する発育曲線にプロットして，胎児の発育を評価します．

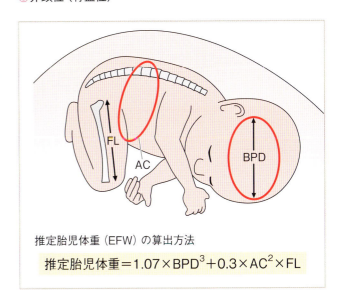

推定胎児体重（EFW）の算出方法

推定胎児体重 $= 1.07 \times BPD^3 + 0.3 \times AC^2 \times FL$

3 産婦人科

1 BPD：biparietal diameter（児頭大横径）の計測

- 児頭横断像を描出します．
- 正中線（midline）を描出し，正中かつできるだけ水平となるようにプローブを微調整します．
- 透明中隔と四丘体槽が描出できたらきれいな断面です．
- 正中線に垂直で最大となる横径（out-in（O-I）計測法：プローブに近い頭蓋骨の外側から対側の頭蓋骨の内側まで）を計測します．

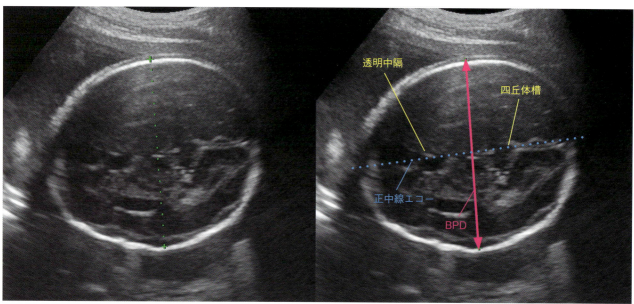

● BPD の計測

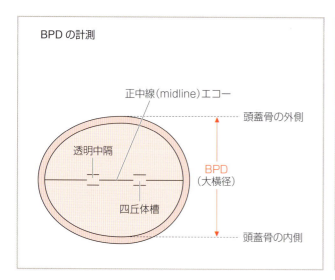

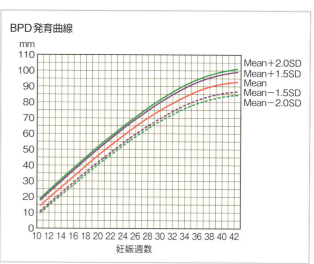

2 AC：abdominal circumference（腹囲）の計測

- プローブを胎児長軸方向へ向けます（母体の足側が画面右ですよ!!）．
- 大動脈（もしくは脊椎）をなるべく長く，できるだけ水平に描出します．反時計回りに90°プローブを回転させ，横断像を描出．大動脈との直交を維持するように平行移動させ，胃胞と臍静脈が1/3～1/4描出できる断面でフリーズし，胎児の腹壁外周（AC）を計測します．

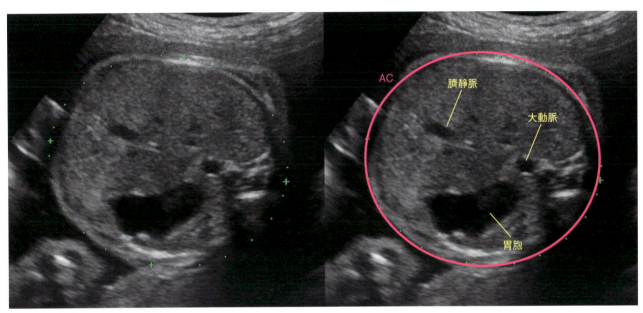

● ACの計測

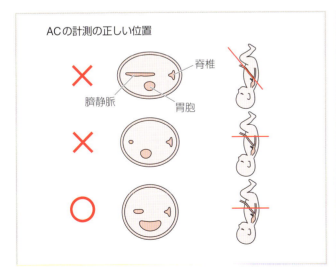

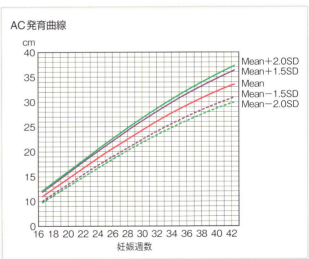

3 FL：femur length（大腿骨長）の計測

- 胎児の殿部方向へプローブを移動し，高輝度な長管骨である大腿骨を端から端まで欠けることのないように描出します．やはりなるべく水平にしてフリーズ！！
（垂直方向になると短く測定されることもあります）
- 上腕骨と間違えないように位置関係をチェック．骨端部分を含まず，骨化した高輝度部分のみを計測します．

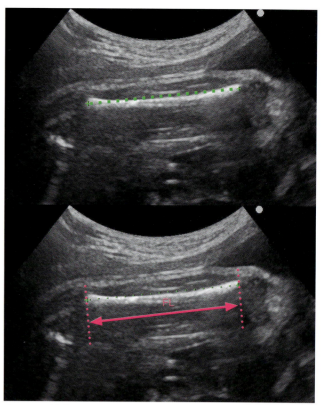

●FLの計測

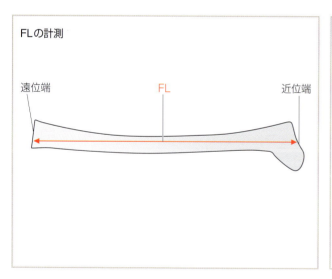

FLの計測

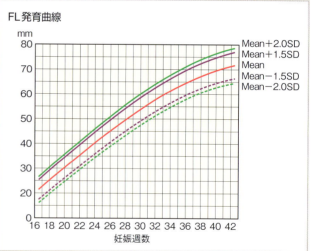

FL発育曲線

4 EFW (estimated fetal weight) の算出：胎児発育の評価

- BPD，AC，FL を計測していくと，産科計測機能のある機器では推定胎児体重（EFW）が自動的に計算されます．
- もちろん，胎児体重推定式にあてはめて，自分で算出することも可能です（表❶）．
EFW もやはり基準値が設定されていて，それに基づく発育曲線にプロットすることで，胎児の発育を評価することができます（表❷）．
- −1.5 SD より小さい場合，胎児発育不全（FGR：fetal growth restriction）とよび，周産期予後に影響する可能性があるので，専門医へ紹介しましょう（表❸）．
- また，逆に＋1.5 SD より大きい場合も糖尿病合併妊娠，巨大児などの可能性も出てくるため，精査の必要があります．
- EFW の目安
    - 妊娠 27 週：約 1,000 g
    - 妊娠 30 週：約 1,500 g
    - 妊娠 33 週：約 2,000 g
    - 妊娠 36 週：約 2,500 g
    - 妊娠 39 週：約 3,000 g
    - ※測定誤差は約 10％ といわれています．

表❶ 胎児体重推定式

$$EFW = 1.07 \times BPD^3 + 0.3 \times 1\, AC^2 \times FL$$

EFW：推定児体重（g），BPD：児頭大横径（cm），AC：腹囲（cm），FL：大腿骨長（cm）

表❷ 胎児体重の妊娠週数等の基準値

gestational age	EFW (g) −2.0 SD	−1.5 SD	mean	+1.5 SD	+2.0 SD
18W + 0	126	141	187	232	247
19W + 0	166	186	247	308	328
20W + 0	211	236	313	390	416
21W + 0	262	293	387	481	512
22W + 0	320	357	469	580	617
23W + 0	386	430	560	690	733
24W + 0	461	511	660	809	859
25W + 0	546	602	771	940	996
26W + 0	639	702	892	1,081	1,144
27W + 0	742	812	1,023	1,233	1,304
28W + 0	853	930	1,163	1,396	1,474
29W + 0	972	1,057	1,313	1,568	1,653
30W + 0	1,098	1,191	1,470	1,749	1,842
31W + 0	1,231	1,332	1,635	1,938	2,039
32W + 0	1,368	1,477	1,805	2,133	2,243
33W + 0	1,508	1,626	1,980	2,333	2,451
34W + 0	1,650	1,776	2,156	2,536	2,663
35W + 0	1,790	1,926	2,333	2,740	2,875
36W + 0	1,927	2,072	2,507	2,942	3,086
37W + 0	2,059	2,213	2,676	3,139	3,294
38W + 0	2,181	2,345	2,838	3,330	3,494
39W + 0	2,292	2,466	2,989	3,511	3,685
40W + 0	2,388	2,572	3,125	3,678	3,862
41W + 0	2,465	2,660	3,244	3,828	4,023

表❸ EFW 発育曲線

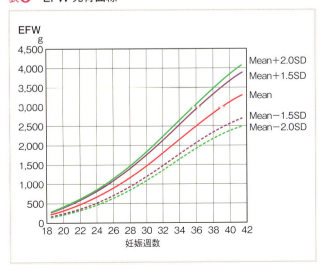

5 羊水量

- 羊水量は AFI (amniotic fluid index) を計測し評価します．正常は 5〜25 cm です．
  ① 子宮を上下左右に均等に 4 分割します．
  ② それぞれの部位で羊水の深度を計測します．

👆 プローブを床に垂直にして計測します

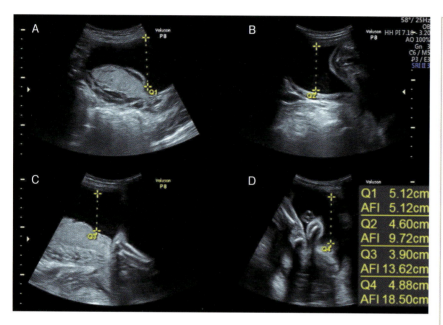
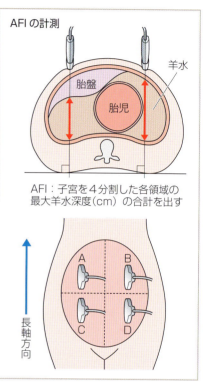

- また，AP (amniotic fluid pocket) を 1 か所計測する方法もあります．正常は 2〜8 cm です．

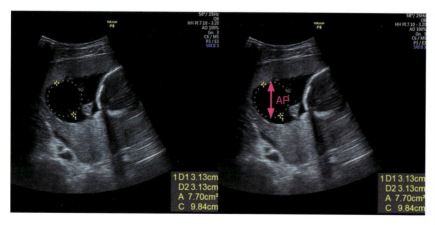
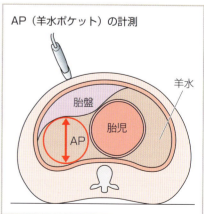

6 胎盤と臍帯

- 胎盤と臍帯の評価は少しむずかしいです．専門医は胎盤の位置が子宮口にかかっていないか，近くないか，臍帯の付着位置はどうか（胎盤のどこから出ているか），臍帯の血管は正常か，などを観察します．これらは胎盤形成時に決まり，その後，エコーで見るたびに変わったりするものではありません．低い位置にあった胎盤が子宮増大のため，高い位置に移動したようにみえることはあっても，逆に高い位置から低い位置に移動することはありません．胎盤が完成した後の妊娠 20 週，また，30 週頃に母体リスクや胎児スクリーニングに合わせて，専門医がチェックするのがよいでしょう．

- GP に必要な知識としては，産科救急疾患である常位胎盤早期剥離のエコー所見です．エコー以外の所見（出血・腹痛などの臨床所見や胎児心拍数陣痛計の異常など）で診断をつけることが多いですが，最近はエコーで，胎盤の肥厚（5.5 cm 以上）や胎盤後血腫などを確認することができ，確定診断の助けとなります．血腫は時間によってエコー輝度が変化するので，わかりにくいこともあります．普段から胎盤を見るようにして，いつもと違う所見に気づけるようトレーニングしましょう．

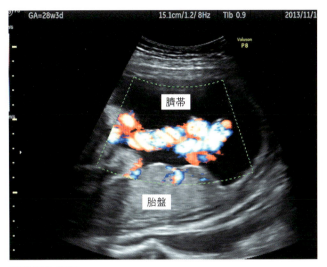

● 胎盤と臍帯

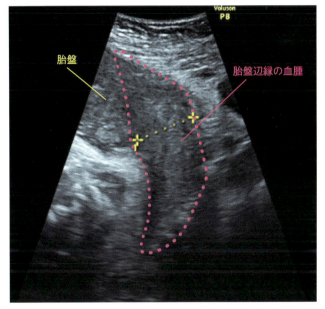

● 常位胎盤早期剥離のエコー所見

7 胎児well-being

- 胎児エコーと NST（non-stress test，胎児心拍数陣痛計検査）を合わせると，胎児の元気さをチェックすることができます．NST とは胎児心拍数と子宮収縮を持続的にモニタリングする検査です．
- 胎児の元気さは BPS（biophysical profile score）を用います．正常は 8〜10 点です．エコーで胎児呼吸様運動（胸部のスーハースーハーする呼吸性の動き），胎動（そのまま，グネグネする体幹の動き），筋緊張（手足を屈曲しているか），羊水量（チェックできますね！）を評価し，NST ができなくてもスコアが 8 点あれば，胎児の状態は良好だといえます．胎児は周期的に睡眠をとるので，万が一，スコアが悪いときは，少し時間をあけて再検査します．それでも，6 点以下の場合は専門医へ紹介しましょう．

● バイオフィジカルプロファイルスコア（BPS）

項目		正常（2点）	異常（0点）
ノンストレステスト （NST：non-stress test）	15bpm以上／15秒以上	20〜40 分の観察で，15 bpm 以上かつ 15 秒以上の一過性頻脈が 2 回以上	20〜40 分の観察で，15 bpm 以上かつ 15 秒以上の一過性頻脈が 1 回もしくは認められない
胎児呼吸様運動 （fetal breathing movement）	胸／横隔膜	30 分間の観察で，30 秒以上持続する胎児呼吸様運動が 1 回以上認められる	30 分間の観察で，30 秒以上持続する胎児呼吸様運動が認められない
胎動 （gross fetal body movement）		30 分間の観察で，胎児体幹や四肢の運動を 3 回以上認める（連続した運動は 1 回と数える）	30 分間の観察で，胎児体幹や四肢の運動が 2 回以内
筋緊張 （fetal tone）		30 分間の観察で，四肢の伸展とそれに引き続く屈曲運動，もしくは手の開閉運動を 1 回以上認める	30 分間の観察で，四肢の伸展屈曲もしくは手の開閉運動を認めない
羊水量 （amniotic fluid volume）		羊水ポケット（AP）が 2 cm 以上	羊水ポケット（AP）が 2 cm 未満

（馬場一憲：目で見る妊娠と出産．文光堂，2013，p71 より改変引用）

Column 子宮底長から妊娠週数を推測してみよう

　日本の妊婦検診では，毎回，胎児エコーを行うのが普通になってきています．しかし，海外では産婦人科専門医以外（GPや助産師）が妊婦健診を行うことが多く，専門医は妊娠リスクの評価や胎児のスクリーニングなど要所要所で登場します．そのため，胎児発育の評価には子宮底長を用います．子宮底長は妊婦の恥骨結合上縁中央部から子宮底最後部までの距離を腹壁の湾曲に沿ってメジャーで測定します．目安としては妊娠週数−3cmです．胎児エコーを行うため，それほど重要視されなくなってきましたが，エコーが近くにない場合，使用できない場合にとても役立ちます．

　例えば，路上で倒れている妊婦に出会った場合（出会いたくないですが…），子宮底を触れることで妊娠週数を推測することができます．

妊娠12週：恥骨結合上
妊娠24週：臍高
妊娠32週：臍と剣状突起の間
妊娠36週：剣状突起下2〜3横指

　胎児エコーができそうな気がしてきましたね‼
　子宮内の胎児はいろいろな表情を見せてくれます．そして，すばらしいスピードで発育・発達していて，本当に興味深いです．プローブをあてるといろいろなことを胎児が教えてくれている気がします．
　ぜひ，胎児の世界をのぞいてみてくださいね．

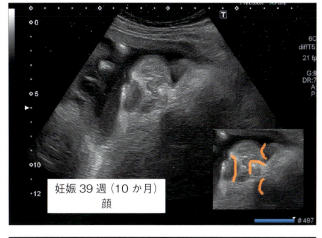

妊娠39週（10か月）顔

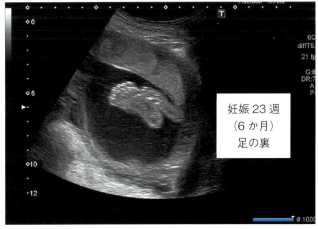

妊娠23週（6か月）足の裏

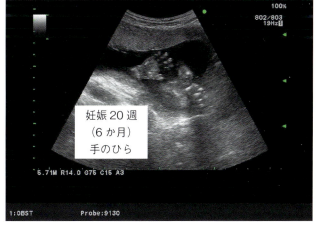

妊娠20週（6か月）手のひら

〈本項執筆協力〉
　伊藤雄二（市立恵那病院 産婦人科）
　勘澤晴美（市立恵那病院 診療看護師）
　山内祐樹（長崎県対馬病院 産婦人科）

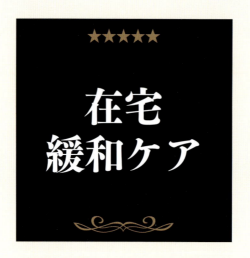

在宅緩和ケア

ここでは在宅医療の現場で，特に緩和ケアに必要な手技について記載します．患者さんの「最後まで家に」という希望を叶えるためには，「できる事」を増やしていく必要があります．「できないから家をあきらめる」ことがないように日々新たな知識と技術を獲得する姿勢が大切です．ただし，「できるかできないか」に関してはなんでもできるようにを目指しますが，「するかしないか」に関しては慎重であるべきです．点滴1本するかしないかであってもです．手技だけでなく患者の意思決定支援の知識が必須です．

在宅緩和ケア手技 TOP 5

1. 終末期の鎮静
2. 気管カニューレの選択
3. 胸腹水穿刺
4. PICC挿入
5. 皮下輸液

終末期の鎮静

　癌や神経難病，慢性呼吸不全，慢性心不全などでも，予後数日と思われるいよいよの最終段階においては持続鎮静が必要になる場合があります．もちろん自然な経過で楽になるケースも多々ありますが，そこに行きつくまでの間に医師が何もアクションを起こさずとも大丈夫かどうかは，患者さんの苦痛の強さ，進行のスピード，家族の受け入れ準備の状態によります．前述のごとく「するかしないか」は特に判断のむずかしい分野ではありますが，知識と技術がないがゆえに「しない」という判断に至り，「苦しみながら最期を迎えた」との思いを家族にさせるようなことがあってはいけません．

＼マスターすべき器具／

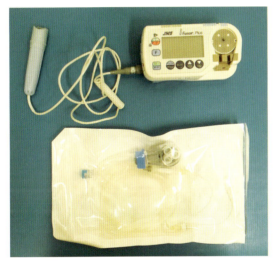

01 | PCA ポンプ

ここでは最大 300 mL 充填可能なバックを使用します．薬剤交換のために頻回に訪問することは非効率であるため，シリンジポンプは使用しません．

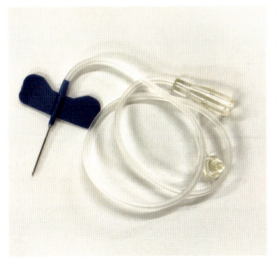

02 | 翼状針

投与は主に皮下注射で行います．サーフロー®針のほうが安全ですが，体動が多い場合は屈曲による閉塞が頻回になるため翼状針のほうが良いようです．
刺入部が観察できるように透明フィルムを使用します

THE手技

症例 60歳，男性．大腸癌末期．今のところ一番の問題は嘔気．生きがいだった食事ができなくなってきており，水分をとると嘔気が出てきてしまう．最近はだんだん倦怠感も強くなってきており，身の置きどころがなく，夜も眠れなくなった．まずは座薬で効果をみてみた．座薬で数時間は眠れるが，夜も途中で目が覚め，倦怠感がやはり強い状態であった．本人と妻と相談して，夜は点滴で眠りたいとのことであった．

STEP 1 薬剤の充填

患者さん・ご家族の意思確認の後に薬剤の充填を行います．思いは揺れ動きますので，事前に充填していくと，無駄になる可能性があります．患者さんとは別の部屋で作業を行い，その間，ご家族とコミュニケーションをとっていただきます．

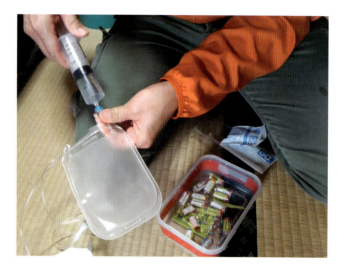

STEP 2 穿刺と固定

サーフロー®針あるいは翼状針を穿刺します．部位は胸部，腹部上腕などですが，ケアの邪魔にならない場所を選びます．腹部が一番多いです．体軸に垂直に穿刺することがポイントです．平行だと半座位時などに痛みを感じます．刺入部が観察できるように固定します．針は刺入部の状態により3〜7日間毎に交換します．

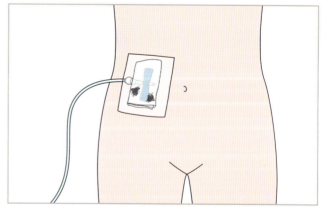

STEP 3 間欠鎮静で薬の効き具合を確認

持続鎮静の前段階として間欠鎮静を行う場合があります．PCAポンプの流量を0 mL/時間に設定し，フラッシュ投与はドルミカム® 1〜2.5 mgに設定します．ずっと寝続けるわけではないので，苦痛は取ってあげたいがお話ができなくなるのは嫌，そんなときに使います．ただ覚醒時に苦痛が強くてそのつどPCAボタンを押すため結果的に持続鎮静と変わらないということも多々あります．

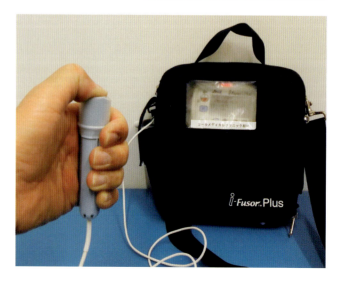

STEP 4 持続鎮静の導入

苦痛の程度にもよりますが，いよいよ鎮静をしてほしいと思うときはかなり切迫している状況です．PCAボタンを使用し，急速導入します．投与量については間欠鎮静と同じ 1～2.5 mg/回を投与します．20分以上は経過観察を行い，鎮静が不十分なら追加投与します．呼吸抑制を防ぐには少量を頻回に投与し，長時間観察しながら行うことが大事です．投与直後の呼吸停止に備えて必ずバッグバルブマスクを傍に置いておきます．過去に使用する羽目になったことは1度もありませんが….

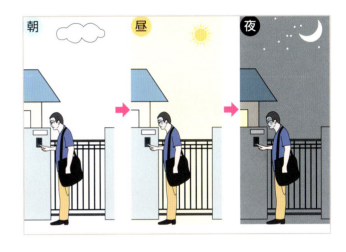

STEP 5 持続投与量の調整

適切な鎮静レベルが得られたら，持続的に鎮静する場合はドルミカム® 1～2.5 mg/h で持続皮下投与します．持続鎮静開始後も頻回の訪問を行い，効果を確認しつつ，過鎮静にならないように観察が必要です．1日に複数回の訪問となってしまいますが，患者さんとそのご家族にとって最後の貴重な時間を辛いものにしないようにするためにも必要なことです．

4 在宅緩和ケア

今回の症例の全体像

60歳，男性．大腸癌末期．今のところ一番の問題は嘔気．生きがいだった食事ができなくなってきており，水分をとると嘔気が出てきてしまう．ストーマから便は出ておりイレウスではないと判断していた．

最近はだんだん倦怠感も強くなってきており，夜も眠れなくなった．睡眠剤を内服していたが嚥下が安定してできなくなってきた．まずはセニラン®座薬で効果をみてみた．座薬で数時間は眠れるが，夜も途中で目が覚め，倦怠感がやはり強い状態であった．本人と妻と相談して，間欠鎮静を開始した．特に夜間は積極的にボーラス投与を指導した．PCAポンプにて夜は眠れるようになった．

しだいに，昼間も倦怠感が強くなり，PCAポンプをフラッシュする頻度も増えた．目が覚めるたびに「だるい」と本人が言うため，昼間も含めてずっと薬で眠りたいか？と問うが無言であった．考え込んでいるのか，もう理解がむずかしいのか判断ができなかった．

家族にもお話するも「このまま眠ってしまってお話ができなくなるのは嫌」とのことであった．いよいよ耐え難い倦怠感になれば持続鎮静という方法がある，そのときは伝えていただければすぐに往診し，夜中でも持続鎮静を開始できる旨を本人・ご家族に伝え，そのまま間欠鎮静を継続した．

1日に複数回訪問し本人・ご家族の話を傾聴した．本人から「まだ伝えたいことがあるから，そのまま寝てしまうわけにはいかない」という言葉を訪問看護師が引き出した．その後も倦怠感は増し，日中も繰り返しPCAポンプをフラッシュし，結果的には持続に近い形になっていった．

いよいよ血圧低下も出現し，身の置きどころなくベッド上で寝返りや起き上がろうとするができない状況を繰り返した．本人に持続鎮静の開始について問うと，かすかにうなずいたように見えた．家族もこれ以上見ていられないとの発言あり，持続鎮静の導入となった．導入は過鎮静を防ぐべくドルミカム® 1.25mg/h で開始した．

2時間おきに電話を入れるも，まだまだ鎮静が不十分で苦しがるため，そのつどフラッシュしているとのことで，訪問し 0.25mg/h ずつ増量した．最終的にドルミカム® 2.5mg/h で声かけにうなずきはあるが苦痛様顔貌でなくなった．その2日後，穏やかなまま永眠された．

後日家族に本人が「伝えたいことがあると言っていた」旨をお伝えしたところ，「あのことかな…」との発言があったが，本当に伝えることができたのかはわからなかった．

2 気管カニューレの選択

ここでは長期にわたり質の高い生活を継続するための，
気管カニューレの選択と一部特殊な手技を必要とする
カニューレの交換の話をします．

＼マスターすべき器具／

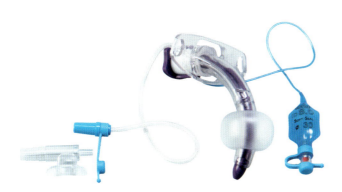

01｜気管カニューレ

病院で気管切開された後，再評価なしに漫然と使用されているケースが多々あります．気管カニューレには，カフや内筒の有無，スピーチタイプや気管切開孔を確保するためだけのものまで，さまざまなものがあります．それぞれのカニューレの長所短所を把握して，患者さんの特性に合わせた気管カニューレの選択ができるよう，しっかりマスターしてください．

THE手技

症例 60歳，男性．脳出血にて緊急開頭術が行われ，しばらくICUにて人工呼吸管理が行われ，気管切開を施行された．数か月たち，リハビリも順調に進み，自宅での療養となった．

STEP 1 現在挿入されているカニューレを再評価する

病院で気管切開を施行後，最も広く一般に使用されるカニューレです．陽圧換気が必要な場合や，唾液などの流れ込みを防ぐ目的で使用しますが，カフがあることで挿入時の抵抗になったり，刺激でかえって痰が増えることも多く経験します．適宜，カフを膨らませないで経過を見るカフリークテストを試行してみましょう．これでむせこみが増える，発熱，痰などが増えるなどあればカフが必要ですが，そうでなければ，カフなしカニューレへの移行を検討します．

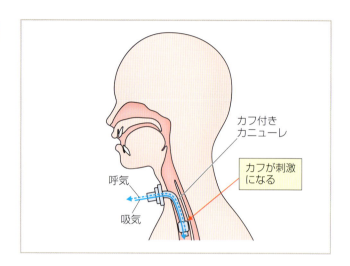

STEP 2 カフなしカニューレ

気道浄化，呼吸仕事量の軽減のみが目的であればカフは必要ありません．事故抜去の際は緊急避難的な家族による挿入も考慮せねばならず，カフなしであれば比較的容易に挿入できます．このように在宅では病院とは異なる環境であることを配慮して選択を行う必要があります．

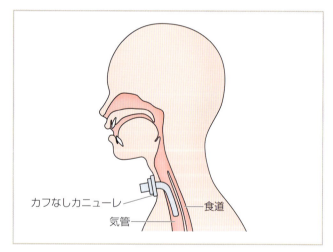

症例続き 冬になり，痰が固く，カニューレが頻回に閉塞するようになった．患者さんもときどき真っ赤な顔をして，苦しがることが多く，カニューレの変更を考えた．

STEP 3 二重管構造カニューレ

痰が固く，カニューレ内腔が頻回に閉塞する場合に使います．内筒だけを取りだし，内腔に固着した痰を除去し，内筒を再挿入することが可能です．

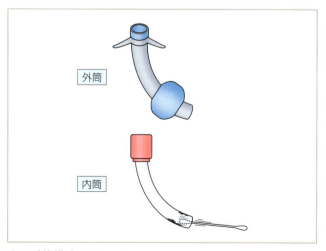

●二重管構造カニューレ

春になり暖かくなり，呼吸リハビリにより体力もつき，呼吸状態も安定してきた．声も少しずつ出せるようになり，スピーチカニューレを試みることにした．

STEP 4 スピーチカニューレ

　一方向弁であるスピーチバルブを使用することにより発声や会話が可能になります．また単に気管孔を解放している場合に比べて PEEP がかかるため，呼吸状態が改善する場合があります．

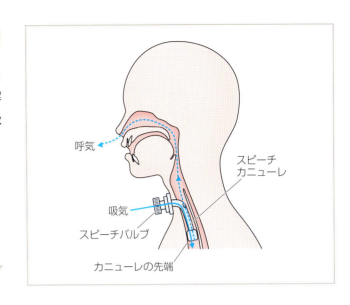

 日中は起きていることが増え，痰も自分で出せるようになった．カニューレの刺激も感じることが多くなり，そろそろ気管切開の必要性がなくなってきた．

STEP 5 レティナ®

　カニューレの刺激が強く，痰の吸引が主な目的の場合は，気管切開孔のみを確保するための柔らかいレティナ®を使用します（図❶，❷）．患者さんにはやさしいカニューレですが，挿入にコツが必要です．添付の説明書には両翼を内側に引き込んで…と記載があるのですが，なかなか困難です．図❸のように片翼だけを内腔に押し込んで攝子で把持し，さらに引き込みます．もう片翼も引っ張られてカニューレと水平になり挿入しやすくなります．挿入後，内腔に引き込んだ片翼を

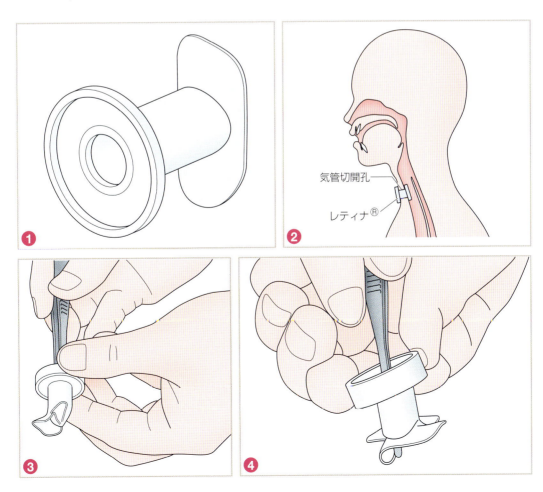

軽く押し込みます（図❹）．

STEP 6 気管切開からの離脱

痰も自分で出せるようになり，レティナ®の必要性が感じなくなったら，晴れて気管切開から離脱することとなります．自然に閉鎖することが多いですが，なかなか閉鎖しない場合は，耳鼻咽喉科にお願いすることもあります．

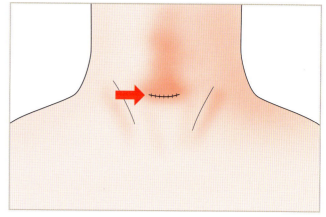

● 気管切開孔閉鎖

≫ 特殊なカニューレ編

■ 吉田式ストレートタイプ®

喉頭分離をした後は必ずしもカニューレを必要としないのですが，自然狭窄などのために挿入を余儀なくされる場合も多々あります．気管切開の場合と異なり，喉頭分離は気管孔から気管が直線であり，カニューレのカーブが刺激になってしまう場合があります．陽圧換気が不要な場合は，直線型のカニューレを使用すれば刺激を最小限にできます．

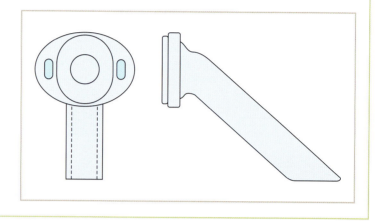

胸腹水穿刺

在宅でも病院でも基本的な手技は変わりありません．
ここでは在宅という病院とは異なる環境で行う場合の工夫を，
胸水穿刺を例に，説明します．

＼マスターすべき器具／

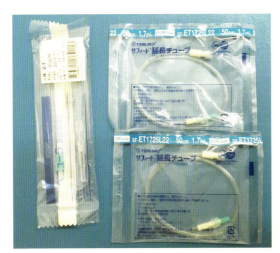

01 ベニューラ® 針

ベニューラ® 針はやや切れ味が悪い感はありますが，腰があるため，外筒のみでも挿入が容易です．三方活栓は特に胸水穿刺の場合は外気胸を防ぐために必要です．

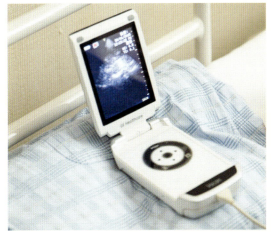

02 携帯型エコー

胸腹水の確認のためには，このような携帯型で十分です．

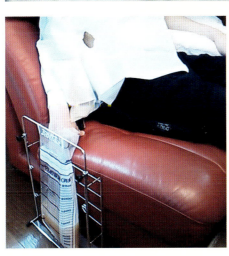
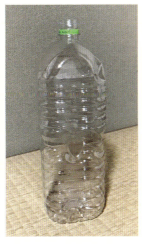

03 排液容器

排液を貯める容器はおおむねの量がわかるようにします．急に穿刺排液することになり準備していなくても，ペットボトルなら各家庭にはばあります．

4 在宅緩和ケア

THE手技

症例 60歳，男性．肺癌で右に胸水が溜まり，週に1回程度，病院で抜くと呼吸が楽になり，体も楽になっていた．自宅に帰ってきてからも同様に抜いてほしいと希望があった．

STEP 1 体位をとる

まずは体位をとります．高さやリクライニング角度を調整できる介護用ベッドがあればよいのですが，ない場合はリビングのソファで行ったり，布団を丸めて半座位の体制をとってから行います．高さに関してはいかんともしがたいお宅も多々あります．自然滴下ができない場合は地道にシリンジで引いていくしかありません．

STEP 2 超音波による穿刺部の決定

超音波で穿刺部位の確認を行い，穿刺します．寝ているとき，座っているときで胸水の溜まり方が異なるので，必ず胸水穿刺を施行する姿勢で穿刺部を決定しましょう．患者さんには一番楽な体位を心がけてもらうようにします．

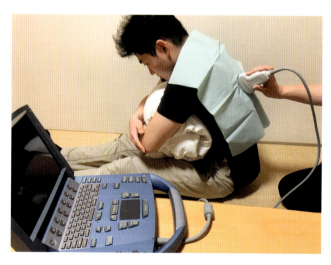

STEP 3 穿刺後の排液

穿刺は局所麻酔下に通常どおり行います．在宅での胸腹水穿刺は，相当量溜まっている患者さんに，症状緩和の目的に行いますので，穿刺自体はそれほどむずかしくはありません．しかし，患者さんにとっては一大イベントです．せっかく穿刺した外筒が抜けないようしっかり固定する必要があります．固定のコツは，三方活栓をうまく利用して，延長チューブと接続し排液します．バイタルサインを確認しながら腹水なら1時間で3L程度，胸水なら30分で1L程度抜きますが，再膨張性肺水腫に注意が必要で，特に初回の穿刺の場合はもっと時間をかけたり，排液量を少なくしたりします．

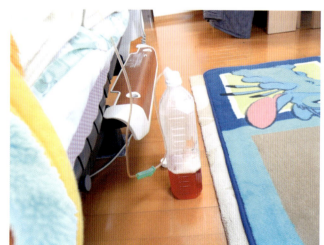

4 PICC挿入

在宅の現場でも必要があれば中心静脈栄養を行います．長期に行うのであれば病院にポート造設を依頼しますが，受診が困難な場合も多く，その場合は在宅でPICCを挿入します．挿入の具体例は成書を参照してください．ここでは，在宅での注意点を説明します．

マスターすべき器具

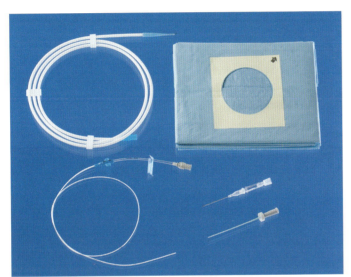

01 | PICC（末梢挿入型中心静脈カテーテル）

余分な長さをカットできるもの，できないものがありますが，在宅の場合は操作がシンプルなカットできないタイプのほうが挿入操作が容易です．

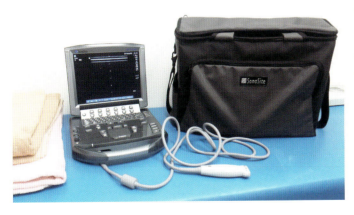

02 | 血管穿刺用エコー

リニアプローブ付きのVscan®でもできなくはないですが，やはり血管穿刺用のエコーガイド下での穿刺が望ましいです．

THE手技

症例 50歳，男性．胃癌末期の方．いよいよ通過障害で食事摂取がむずかしくなってきた．中心静脈栄養をしたらもう少し良い時間が家族と過ごせるのではないかと思った．ポートの選択肢もあったが，通院の負担，何よりも患者さんがもう病院に行きたくないという訴えがあった．鎖骨下や内頸静脈などの選択肢もあったが，一番生活に邪魔にならない，左尺側皮静脈にPICCを挿入することとした．

STEP 1　カテーテルの長さの同定

患者さんの腕を正中線に対し90°にした状態で穿刺予定部—鎖骨頭部—第3肋間（乳頭の1肋間上くらい）までの長さを測定します．できるだけ動かないように患者さんの手は固定します．患者さんには穿刺側を向いてもらうことで，頸静脈への誤挿入を防ぎます．

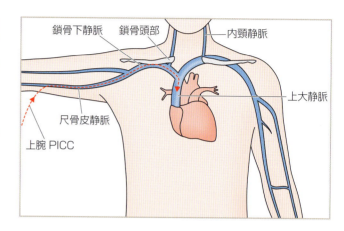

STEP 2　清潔操作を心がける

マキシマル・バリアプリコーションで行います．照明のコードが垂れ下がっていたりしますので注意してください．覆布は在宅だからこそ，不潔にならないように大きな布が必要です．プローブを清潔カバーに入れます．このときゼリーを塗るのを忘れないように．

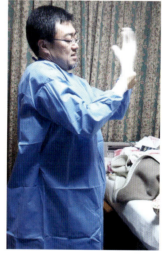 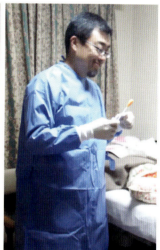

STEP 3　PICCの挿入

局所麻酔の後，超音波ガイド下に23Gサーフロー®針で穿刺します．ガイドワイヤーを挿入し，ダイレーターを挿入した後，PICC本体を挿入します．これだけです．前述のとおりシースを用いるタイプよりセルジンガータイプのほうが操作がシンプルで，在宅で行うにはこちらのほうが適しているように思います．

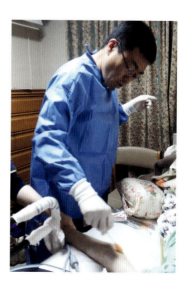

5 皮下輸液

高齢者の場合，特に脱水を伴っている場合など
静脈路確保が困難な場合があります．
脱水補正だけが目的であれば皮下輸液でも十分に役割を果たします．

＼マスターすべき器具／

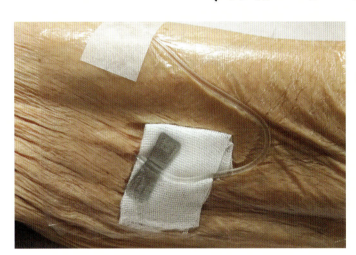

01 | 翼状針およびガーゼ

物品は通常の静脈路確保とほぼ変わりませんが，自然滴下が可能なように針に角度をつけるためのガーゼ挿入がポイントでしょう．

THE手技

症例 100歳，女性．いよいよ食べられなくなってきた．胃瘻や経鼻胃管などはしないとの本人の希望があった．家族もそれに従う方針だったが，せめて末梢点滴だけはしてほしいという思いもあった．ご家族の心情も察して少量の点滴を続けた．数週間続けるといよいよ血管確保もむずかしくなった．点滴をやめる選択肢を提示したが，ご家族の表情が曇るのを感じた．脱水補正だけならば，これでも十分効果があることを説明し，皮下点滴を行うこととした．

STEP 1　穿刺部の決定

選択のポイントは500 mLほどの輸液が溜まるスペースがある場所であることです．皮膚が柔らかい腹部や大腿が主な穿刺部で，あまり動かさないところで，ご家族が気にならないところがおすすめです．

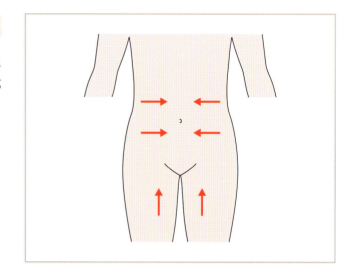

STEP 2　すばやく穿刺

皮下をつまみあげて穿刺します．静脈穿刺と異なり，皮膚に対し30°くらいの角度で深く刺します．すばやく，さっと刺すと痛みは少なくてすみます．

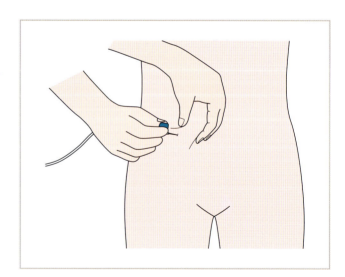

5 皮下輸液

STEP 3 針の固定

　酒精綿2枚程度でもかまいませんが，30°くらいの角度が保持できるようにガーゼを敷きこんで固定します．

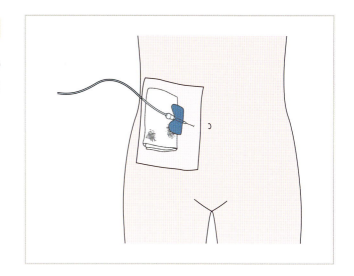

STEP 4 滴下量の調整

　痛みがない程度のスピードで滴下します．500 mLなら4〜5時間くらいでしょうか．刺入部から漏れが多い場合は，穿刺部位を変更するか，そもそも脱水補正が必要なレベルではないと考えるべきでしょう．

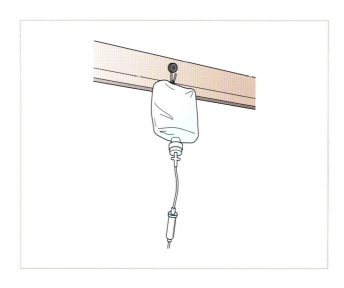

Column 意思決定支援　選択を支えるには

■タイミングを見極めるコミュニケーション能力

いよいよ終末期においてはさまざまな場面で厳しい選択を迫られます．化学療法を続けるかやめるか，入院するかしないか，持続鎮静をするかしないか…．

適切なタイミングに適切な選択肢の提示が行われないとよい選択には至りません．実はこのタイミングがむずかしいのです．医療者側からすれば一刻も早く最期を迎えるまでに決めておくべきさまざまな事を確認したいのですが，タイミングを誤ると何の結論も出ず，患者さん・ご家族を混乱させるだけで終わることになりかねません．

人生の最終段階をよりよく過ごすための選択であるべきですが，医療者側のリスク回避を優先させると無意識に早急になってしまうものです．患者さん・ご家族のキャラクターを把握し，信頼関係が構築できる時間がほしいところですが，状況が許さないことは多々あります．ただ機が熟していないとしても，話せるタイミング，話すべきタイミングはちょこちょこ訪れています．

会話や表情から心の揺れを細やかに読みとるすぐれたコミュニケーション能力によりそれは察知されます．そのタイミングを見極めるのが得意でない，そもそもタイミングなど意識してない医師も少なからず存在します．タイミングを見極めるコミュニケーション能力について，医師は謙虚に見つめ直す必要があります．

■決断を支える

この選択を医学的・科学的根拠をもとに，患者さんの理解力に合わせた選択肢を，できるだけ平易な言葉で提示していきます．専門用語を挙げ連ね，全く理解してもらえないのは言語道断ですが，意味は理解できても，数々の選択肢を前にむずかしい判断を強いられる状況に混乱してしまう方々も多くおられます．説明とともに，選択を支えるところまで医師はしなくてはいけません．完全に決断を本人・ご家族任せにすると「いろいろ説明してもらったけど，結局どうしていいかわからない」となってしまいます．「決断を任せる」というと聞こえはいいのですが，「決断から逃げている」ともとれます．最終的な決断をするのはもちろん本人・ご家族ですが，決断までの過程を共に支えていく姿勢が重要です．

医師は命に関わる厳しい決断をいくどとなく繰り返してきたので，きっとお役に立てるはずですが，この決断が得意でない医師が少なからずおられます．誰かに決断してもらえるような環境でずっと仕事をされていたのでしょうが，そのような医師は人生の最終段階を支える医療には向いていません．選択には，もちろん医学的・科学的な根拠は重要な判断材料になります．しかし，それだけで判断ができることはまずありません．Evidence Based Medicine という言葉がありますが，ただ Evidence によってのみで判断していっても，患者さん・家族にとって必ずしもよい選択になるとは限りません．Evidence Based Medicine に対して Narrative Based Medicine という言葉があります．患者さん，そしてご家族のそれまで歩んできた人生の物語に沿って判断していく医療です．医療者はそれまでの長い人生の中で，最終段階のほんの短い間しか関わることはできませんが，最も重要な場面に登場させていただく名脇役である必要があります．

人生の主な舞台は病院でなく家であるはずです．患者さんの人生の物語に触れられるのは在宅でないとむずかしい，ひいては在宅医療だからこそよりよい選択を共に導きだしやすいといえるのではないでしょうか．Evidence と Narrative のバランスをとることが，よりよい選択に繋がるのです．

★ MEMO

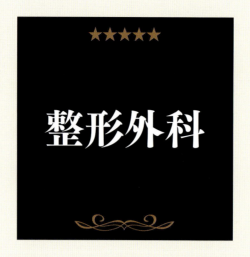

★★★★★

整形外科

「痛み止めと湿布」という処方に，これだけでいいのだろうか？と疑問をいだいたことはありませんか？プライマリ・ケア領域の整形外科手技といえば，どうしても関節注射などに目が行きがちですが，その前に，関節注射や人工関節置換術の適応も頭に入れておきましょう．私は離島で働く整形外科医ですが，ご高齢の方には，歩いて三途の川を渡りましょう！なんて冗談を言いながら，日々診療しています．そのエッセンスを少しでもご紹介できたらと思っています．

整形外科手技 TOP 4

1. 関節注射（穿刺）
2. 骨折・脱臼の処置
3. 外固定（シーネ）
4. Fasciaリリース

関節注射（穿刺）

関節水腫（血腫）による疼痛の軽減，関節液の性状の観察，
変形性関節症などの保存療法における関節内への薬液注入など関節注射/穿刺は
プライマリ・ケア領域の整形外科手技としてぜひ身につけておきたい手技です．

＼準備するもの／

01 | シリンジ，イソジンスワブ，コッヘル

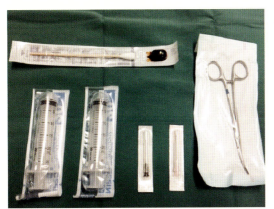

穿刺するときは20 mLシリンジ＋18 G針を使用します．50 mLは引きにくく，また細い針は詰まりやすいといえます．
薬液注入のみのときは23G未満を使用します．
コッヘルはシリンジを換えるときに針を把持するのに使用します．

02 | ヒアルロン酸製剤

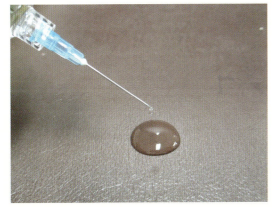

ヒアルロン酸製剤として，アルツ®，スベニール®，サイビスク®などがあります．
ヒアルロン酸製剤の23 G針での注入時の抵抗を知っておくとよいです．関節「腔」に入っていないときはかなり抵抗が強いです．

03 | エコー

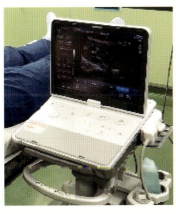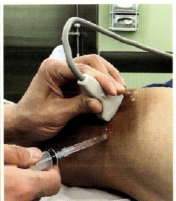

整形領域では一般的に神経が表層に存在するため，リニアのプローブを用いることが多く，周波数は11〜18 MHzとさまざまであり，3 cm以上になるとコンベックスタイプを用います．
普段使用しているエコーの特性を把握しておく必要があります．

5 整形外科

THE手技

POINT ▶ 関節注射では，注入時の抵抗が大事です！一度23G針をつけたヒアルロン酸製剤を垂らしてみて，その注入抵抗を体感してみるとよいでしょう．

膝への関節注射

日常診療では変形性膝関節症に対するヒアルロン酸製剤の関節注射が圧倒的に多いです．症状があり，X線上で確認できれば関節注射の適応があります．関節注射を含め，鎮痛剤，筋力訓練，装具療法などの保存的治療に抵抗性でADL障害が強い場合には高齢者では骨切りによる関節形成術や人工関節置換術の適応を考えます．

① まずは患者の膝がリラックスしているかどうか，みます．
この際，膝蓋骨が内外側に動かしやすくなっているかがポイントです．膝窩部に小枕を入れる方法もありますが，膝が屈曲すると大腿四頭筋の緊張により膝蓋骨が固定され，動かしにくくなります．

② 非利き手の示指で膝蓋骨を外に押して（図❶），穿刺部位とそこを触る母指を消毒します．

③ できた空間めがけて穿刺します（図❷）．30～45°ほど上方を向けて膝蓋骨の裏にあてるイメージで行います．なので穿刺部位は思ったより後方（地面側）になります．

④ 関節液が少しでも引ければ穿刺成功が確定です．

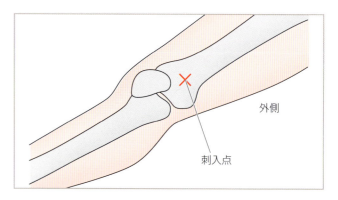

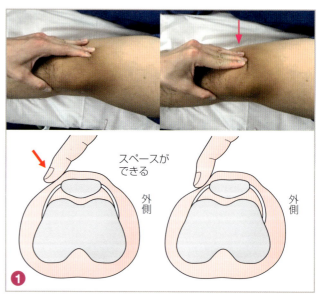

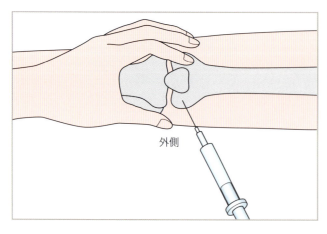

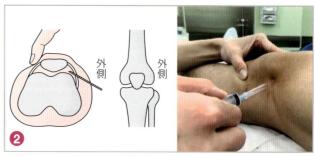

110

5 しかし関節液が引けないときには……. 表のような理由が考えられます．

表　関節液が引けない理由
- 関節内に入っていない
- 関節内に入っているが，関節が溜まっておらず引けない
- 関節内に入っているが針先が滑膜などの軟部組織でふさがれている，または針先が膝蓋骨にあたっている

6 引けない場合は注入する際の抵抗がかなりあてになります．アルツ®はかなり力がいります．23G針であれば針先が関節腔内にない場合には注入時の抵抗がかなり大きいです．

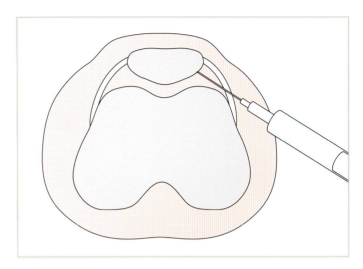

7 針先の向きを変えてみたり，少し引いたりして確認してみましょう．それでもダメならゆっくりと薬液を注入してみましょう．患者が痛みを訴えたら関節外の可能性大です．一度23G針をつけたアルツ®を垂らしてみてその注入抵抗を体感してみるとよいです．

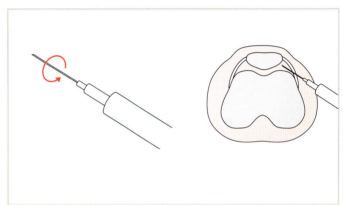

8 なお，注射後の入浴については許可しています．

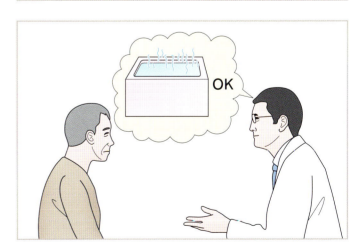

- 超音波ガイド下で行う際は，下のようなあて方で行います．

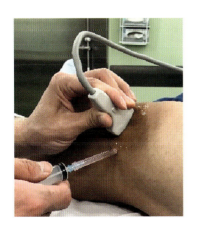

肩峰下滑液包への注射

適応は肩痛と可動域制限があって，内部の炎症や癒着が疑われる場合です．

原因として多いのが，肩峰下滑液包の炎症や癒着です．

可動時に疼痛が生じる部位に癒着があると考え，アプローチを選択しています．

1 後方アプローチ（用手的）

1 患者の背中側から腕を下垂させ肩峰下滑液包（SAB：subacromial bursa）が広がるようにします．

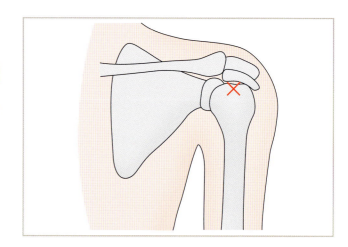

2 肩峰後角に親指を，肩峰前方に中指をおきます．穿刺針は親指の下をくぐらせながら中指に向かう（肩峰下面にあてるつもりの）イメージです．

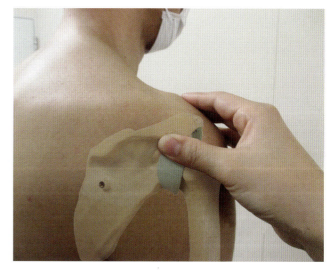

3 30°程度上向きに刺入し，薬液（ステロイド＋局所麻酔薬；デカドロン® 0.5 cc＋1％カルボカイン® 5 cc もしくはヒアルロン酸製剤）を注入します．

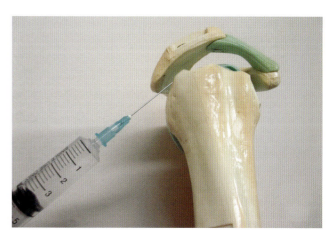

4 SABで関節液が引けること（関節液の逆流）はまずありません．内部は滑膜だらけだからです．しかし「腔」ではあるため，注入時の抵抗が大事です．

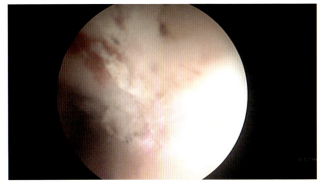
●関節鏡像

エコー下で行う方法もあります．

2 後方アプローチ（超音波ガイド下）

1 肩峰後角から縦にプローブをあて，肩峰下面と肩板の間のSABを確認します．

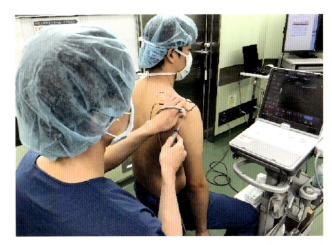

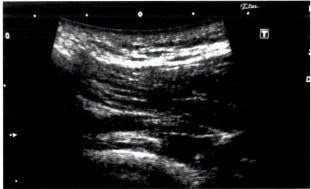
上腕骨頭（画像下）と左上方が肩峰後角

2 刺入角度は用手的後方アプローチと同じです．

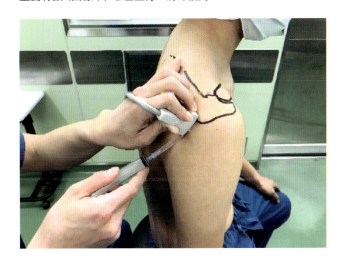

3 前方アプローチ（超音波ガイド下）

1 患側の手を大転子に当ててもらい，軽度肩関節伸展位にします．

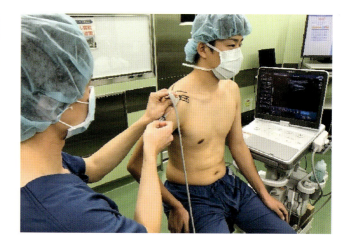

2 腱板に沿ってプローブをあて，

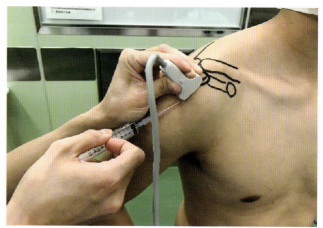

3 三角筋と腱板の境界にある肩峰下滑液包に針先を進め，薬液を注入します．

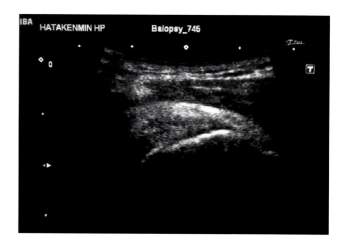

4 烏口上腕靱帯（CHL）アプローチ（超音波ガイド下）

烏口上腕靱帯（CHL：coracohumeral ligament）は烏口突起下面に始まり，肩甲下筋全体を覆い，安定化させています．同様に棘上筋と棘下筋の安定化にも寄与してます．組織学的にはType Ⅲ collagenが多く含まれており，柔軟性のある組織です[1,2]．

癒着性関節包炎症例では患側のCHLが有意に肥厚していたとの報告があります[3]．

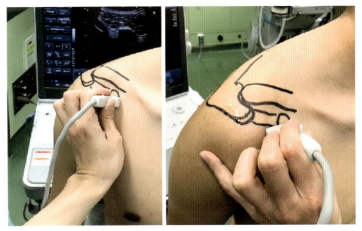

患者さんの正面からプローブを水平にあてます．烏口突起と上腕骨を描出し，CHLを確認します．肘関節90°屈曲位で，CHLの肥厚や肩関節を，外旋，内旋でCHLの伸縮性の低下を確認します．

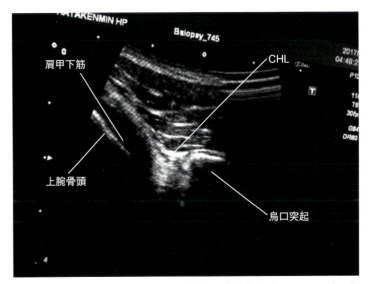

プローブを水平にあてた状態で，頭側から交差法を用いてCHL内に針先を進め，針先がCHL内に描出できたことを確認し，fascia同士の癒着を剥離します．
リリース後はCHLの可動性，伸張性と関節可動域が改善します．

引用文献

1) Yang HF, et al：An anatomic and histologic study of the coracohumeral ligament. J Shoulder Elbow Surg；18（2）：305-310, 2009.
2) Arai R, et al：The anatomy of the coracohumeral ligament and its relation to the subscapularis muscle. J Shoulder Elbow Surg；23（10）：1575-1581, 2014.
3) Wu CH, et al：Elasticity of the coracohumeral ligament in patients with adhesive capsulitis of the shoulder. Radiology；278（2）：458-464, 2016.

5 整形外科

2 骨折・脱臼の処置

日常診療で遭遇することの多い手指・手関節の骨折，肩関節の脱臼の整復手技と
そのための麻酔法，固定法について取り上げます

＼準備するもの／

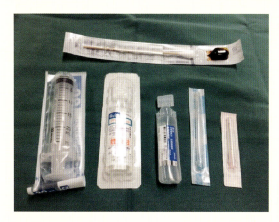

01 | 麻酔の準備として

- 指ブロック：
  - 1% キシロカイン® 5 cc
  - 5 cc シリンジ
  - 27 G 針（〜23 G 針）
- 腕神経叢ブロック（腋窩，鎖骨上，斜角筋間アプローチ）
  - 1% キシロカイン® 20 cc（または 1% カルボカイン®※）
    ※キシロカイン® に似ていますが，持続時間は少し長く，量も少し多く使えます．
  - 0.375% アナペイン® 20 cc（0.75% アナペイン® 10 cc ＋ 生理食塩水 10 cc）
  - 20 cc シリンジ
  - 23 G カテラン針（25 G はたわみやすいため，基本的には 23 G を用いるほうがよいでしょう）

02 | エコー

- 腕神経叢ブロックには，腋窩アプローチ，鎖骨上アプローチ，斜角筋間アプローチがあります．特に，腋窩アプローチは腋窩動脈周囲にある神経（正中神経，橈骨神経，尺骨神経）の画像を出せるようになっておきましょう．自分自身にエコーを当てて練習してみてください．

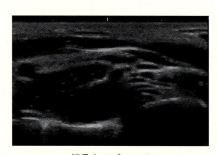
鎖骨上アプローチ

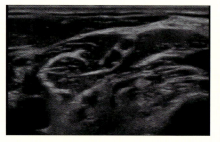
斜角筋間アプローチ

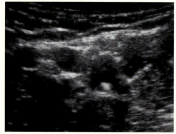
腋窩動脈周囲の神経

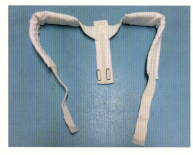

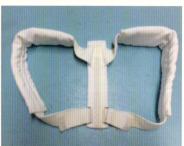

03 | クラビクルバンド

鎖骨骨折の固定に使用します．サイズが小児用の SS から L まであります．

THE手技

麻酔：指ブロック

　ここでは皮線上皮下1回刺入による腱鞘内ブロック法を紹介しています．手指骨折・脱臼の整復時だけでなく，爪の処置や外傷の縫合など多くの場面で活用できます．

刺入点

刺入点は近位掌側指皮線上です．

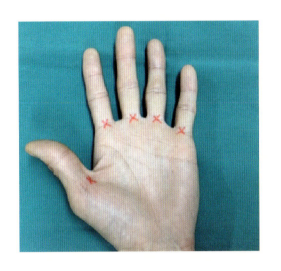

1. 薬液を5 ccのシリンジに充填し，27 G（〜23 G）の針を付けて準備完了です．まずは，針先が骨に当たるまで刺入します．ピストンを押しながら針先をゆっくり戻してくると，途中で抵抗が無くなり薬液が入りだします．そこに1% キシロカイン®（またはカルボカイン®）を2〜5 cc注入します（図❶）．

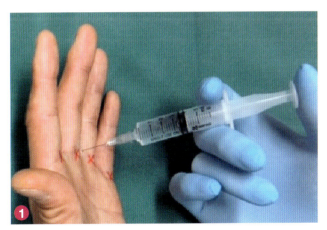

2. 薬液注入後のポイントは **5〜10分ほどきちんと待つこと**です．そうすることで，しっかりと麻酔が効きます．母指では刺入点の向きに注意します（図❷）．

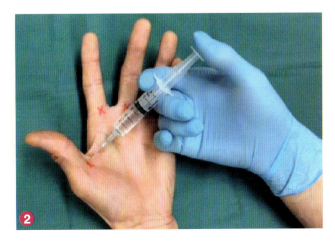

5 整形外科

麻酔：腕神経叢ブロック（腋窩アプローチ：筋皮神経，正中神経，尺骨神経，橈骨神経）

（☞麻酔科31頁，40頁参照）

適応：前腕から手指の手術，処置の麻酔，鎮痛
合併症：神経根の損傷または神経内注入，血管損傷，局所麻酔薬中毒，感染
体位：仰臥位，肩関節外転，外旋位

POINT
- 先に正中神経に薬液を注入してしまうと尺骨神経や橈骨神経の位置が遠くなるため，刺入部から遠位に位置する橈骨神経や，尺骨神経から麻酔していくと成功率が高くなります．
- 腕頭静脈はプローブで容易に圧排できるため，尺骨神経や橈骨神経へのアプローチが容易になり，誤穿刺も避けやすくなります．
- 針先を見失ってしまうと画面に集中してしまい，思いのほか針が深部まで進んでしまうことがあり注意が必要です．

神経描出法のポイント

- 患者の上肢を外転させ，実施者は患者の頭側に座り，リニアプローブを上腕の長軸と垂直に当てます（図Ⓐ）．
- 腋窩動脈をみつけ，その周囲に腋窩静脈が走行していることを確認します（図Ⓑ）．
- プローブを圧迫すると静脈は容易に閉塞します（図Ⓒ）．筋皮神経は上腕二頭筋と烏口腕筋の筋間に位置します．
- 正中神経は腋窩動脈に近接し，肘部まで動脈と伴走しており，みつけやすいです．尺骨神経は腋窩動脈の尺側を走行していますが，動脈と離れ上腕三頭筋膜の内側を走行しています．橈骨神経は広背筋と大円筋の腹側を通り，腋窩動脈の深部に位置します．エコーでは動静脈があり神経内が低エコーに描出されやすいです（図Ⓓ）．

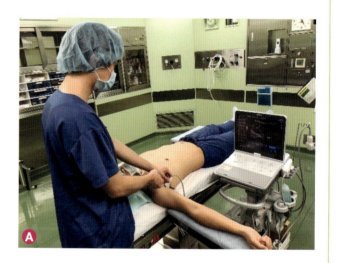

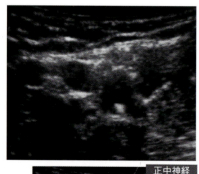
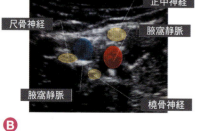
Ⓑ

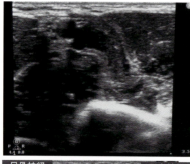
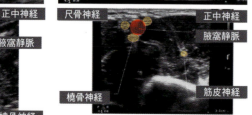
腋窩静脈を圧迫した場合
Ⓒ

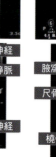
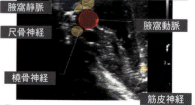
Ⓓ

ブロック

1. 先に26G針を用いて皮膚と皮下に局所麻酔をします．刺入部より遠位の橈骨神経や尺骨神経からアプローチしていきます．平行法で針の先端が神経の接線方向で接するところまで針を進め，逆血がないことを確認します．少量の薬液を注入し，神経根周囲に薬液が浸潤するのを確認したのち，局所麻酔薬を注入していきます．各神経につき3〜5ccが投与量の目安です．

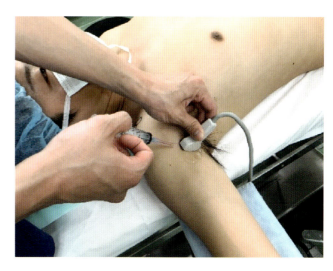

2. 筋皮神経は同一刺入部位から到達できますが，刺入点まで針先を戻し，腹側に大きく方向を変えて刺入する必要があります．

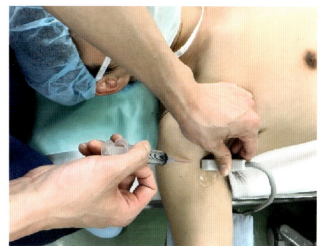

- 局所麻酔薬の選択は，効果発現（onset）と持続時間（duration）がポイントです．早い効果発現を期待した処置間の鎮痛であれば，1％キシロカイン®（または1％カルボカイン®）を用います．一方，手術時など，術後鎮痛を兼ねるならば0.375％アナペインを用います．

●参考文献

佐倉伸一・編：周術期超音波ガイド下神経ブロック．真興交易（株）医書出版部，2011．

仲西康顕，田中康仁・監：超音波でさがす末梢神経．メジカルビュー社，2015．

麻酔：腕神経叢ブロック（鎖骨上アプローチ，斜角筋間アプローチ） （☞麻酔科31頁，40頁参照）

適応：肩関節以遠の手術，処置の麻酔，鎮痛
合併症：神経根の損傷または神経内注入，血管損傷，局所麻酔中毒，感染，星状神経節ブロック（ホルネル徴候），
　　　　横隔神経ブロック（必発．したがって両側同時の腕神経叢ブロックは禁忌）
体位：側臥位

1 視線―刺入点―エコー画面が一直線になるように体位を整えます（図❶）．

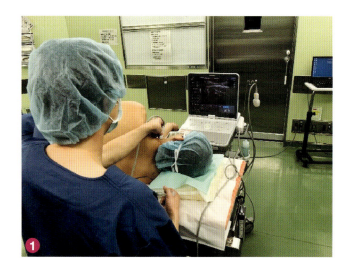

2 プローブをまず鎖骨に平行に当て，扇状に動かします（図❷）．

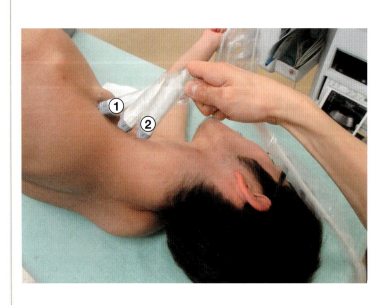

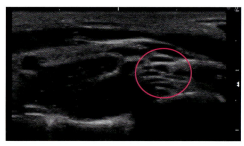

①鎖骨上アプローチ
鎖骨下動脈の横に腕神経叢が見えます．

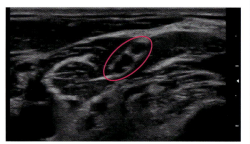

②斜角筋間アプローチ
上・中・下の神経幹が見えます．

3 刺入部の先にモニター画面を見ながら，1% キシロカイン® を 10〜20 cc，もしくは 0.375% アナペイン* を 10〜20 cc 神経周囲に注射します（図3）．肩関節脱臼など早く効かせたい場合は 1% キシロカイン®（または 1% カルボカイン®）を，手術など長く効かせたい場合はアナペインを用います．

* 0.75% アナペイン 10 cc ＋ 生理食塩水 10 cc

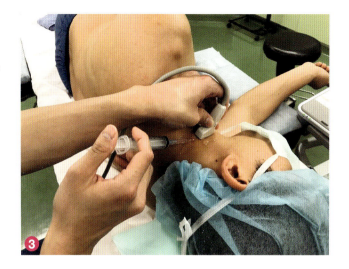

5 整形外科

手指関節の脱臼の整復

【麻酔】指ブロック（☞117頁参照）

1 透視室で行います．

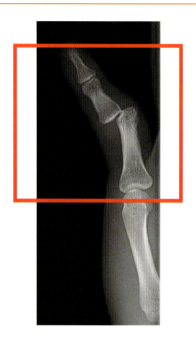

2 ほとんどの場合，牽引のみで整復されます．

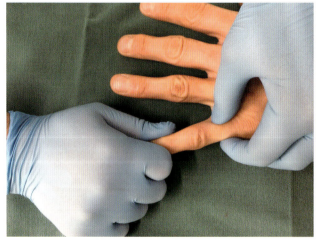
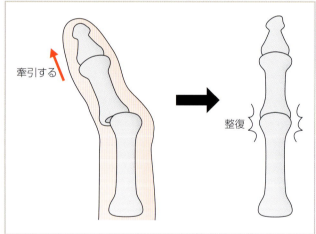

3 入りにくいときは牽引しつつ背屈させ，中節骨近位背側を掌側に伸ばします．

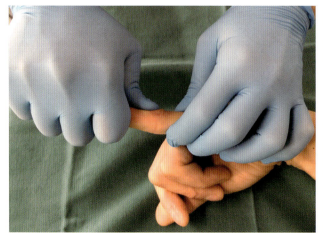
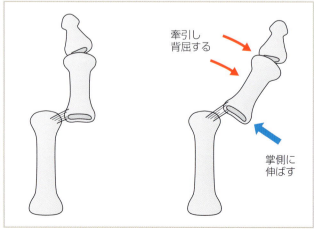

肩関節（前方）脱臼の整復（Zero position 牽引法）

- ▶ 麻酔が効いていない（麻酔をしていない）場合にはなるべくリラックスしてもらい，筋の緊張を取ることが重要です．肩から気をそらさせるように，優しく話しかけ続けましょう．
- ▶ 腕神経叢ブロック（斜角筋間アプローチ）がお勧めです．1% キシロカイン®（もしくは 1% カルボカイン®）10 cc ほどでかなり除痛が得られます．

【麻酔】腕神経叢ブロック（斜角筋間アプローチ）（☞120頁参照）

1 透視室で行うのが望ましいです．仰臥位でまずは軽く患側の前腕を持ちます（図❶）．

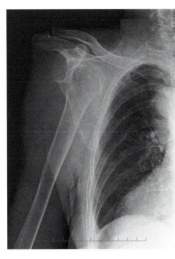
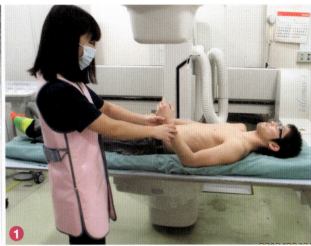

2 話しかけ続けながら，徐々に，ゆっくりと自分の体ごと移動させながら挙上していきます（図❷）．

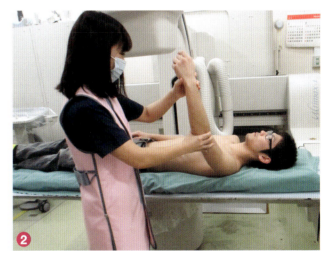

3 ゆっくりと zero position までもっていきます．患者がリラックスできていれば，その位置で牽引すると，"ガコッ"と整復されることが多いです（図❸，❹）．

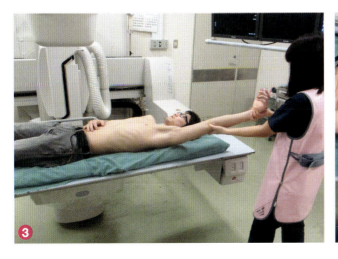
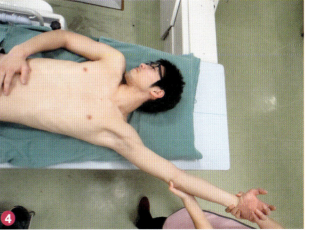

Zero positionでの牽引で入らないときは，

4 牽引したまま肩甲下角を内側に押します．肩甲骨の関節面に上腕骨頭を迎えにいかせる感じです（図❺, ❻）．

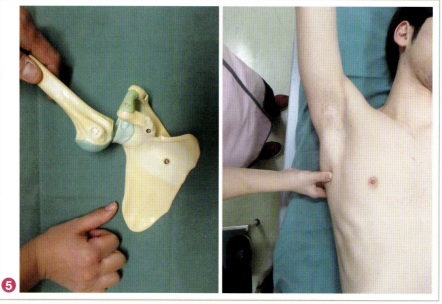

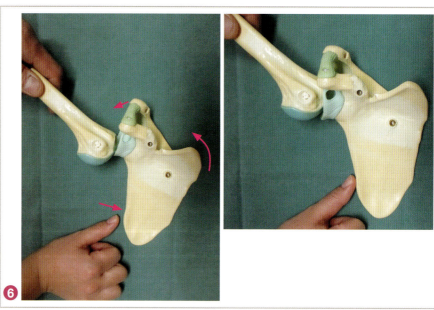

それでもだめなら，

5 腋窩から上腕骨頭を肩甲骨関節窩に向けて押します．ボールをすくうような感じで行います．このときも肩甲骨を内側に押しながらやるほうがいいです（図❼）．

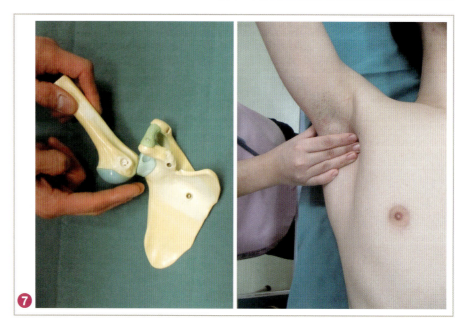

手指骨（末節骨）の骨折：爪下血腫

1. 手術となることは稀ですが，爪下血腫が痛くて問題になります（図❶）．18 G 針で爪に穴をあけて血腫を除去します（図❷）．血腫で浮いた爪に穴を開けるだけなので，痛みはありません．

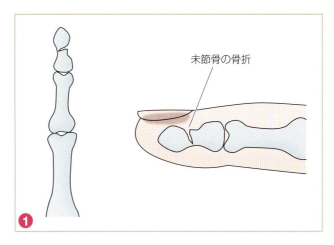

2. 針の場合は，まずは垂直に立てて回転させながら爪に穴をあけていき，血腫がでてきたら針を倒しながらグリグリと穴を深くしていきます（図❷，❸）．母指なら 18 G の針先半分くらいまではしっかり開けないと，すぐ詰まってまた痛みます．穴は 2 か所開けましょう（図❹）．

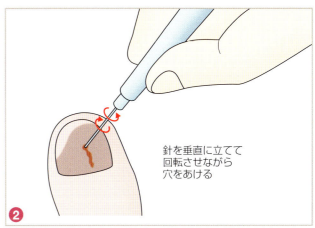

針を垂直に立てて回転させながら穴をあける

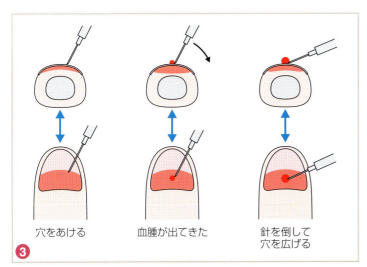

穴をあける　血腫が出てきた　針を倒して穴を広げる

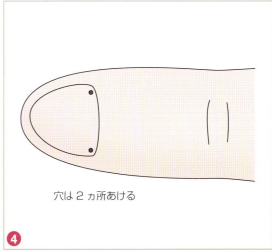

穴は 2 ヵ所あける

3. 筆者はその後，圧迫のため小さく切ったポリウレタンフォーム（ハイドロサイトプラス®）をのせて包帯を巻いています（図❺）．

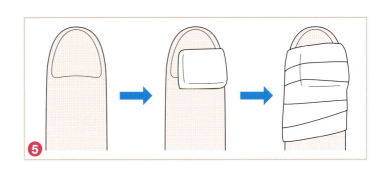

中手骨頸部骨折（ボクサー骨折）

> 【麻酔】指ブロックかもしくは，骨折部への局麻注入でも可能

1 ボクサー骨折はフックぎみに壁を殴るときに受傷しやすいです（図❶）．

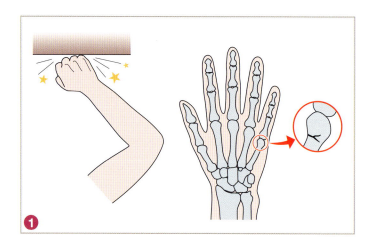

2 しっかりと指を曲げて骨折部を確認します．このとき基節骨の関節面で中手骨頭を背側に伸ばすのがポイントです（図❷）．

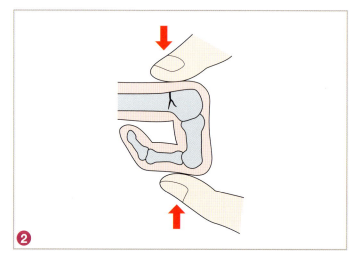

3 MP関節90°屈曲位，指伸展位（安全肢位）で固定します（図❸，❹）．MP関節を伸展位で固定し続けると曲がらないし開けなくなってしまいます．

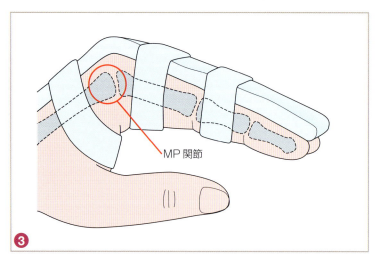

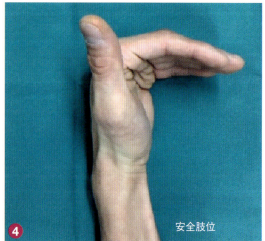

安全肢位

橈骨遠位端骨折の透視下整復

骨折部を転位したまま放置すると腫れもひどくなり，血行・神経障害の原因となりえます．まずは徒手整復を試みるのがよいです．しっかり整復されればそのまま外固定のみで治療可能です．

> 【麻酔】腕神経叢ブロック（腋窩アプローチ）
> 　　　もしくは血腫麻酔*

*透視下で骨折部に針（23 G）を進め，血腫が引けたところに局所麻酔薬（1% キシロカイン®または1% カルボカイン®）を2〜5 cc 注入します

- ほとんどが転倒し，手掌をついて受傷するため，骨折部より遠位側の背側転位，短縮転位を生じます（図❶）．

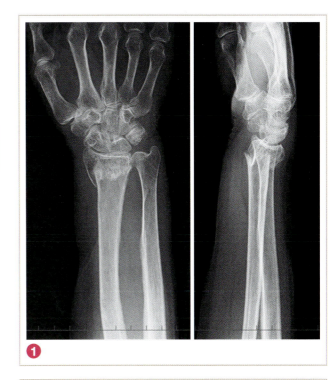

❶

❶ 透視室にて仰臥位の患者の横に立ち，両母指を骨折部の背側にあてます（図❷）．

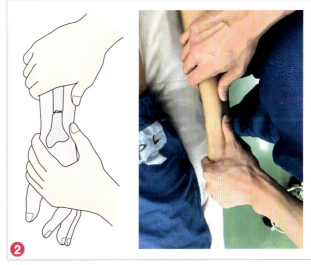

❷

❷ 思いきり手関節背屈にて牽引し，骨折部の背側を合わせ，そこをヒンジにして掌側に引っぱると，きれいに合わさります（図❸）．

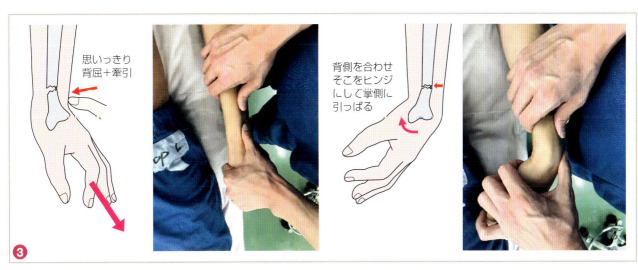

❸

3 手を離しても再転位がなければ，そのままシーネ固定します（図❹）．固定力の高い sugar tong splint（☞132頁参照）で行います．

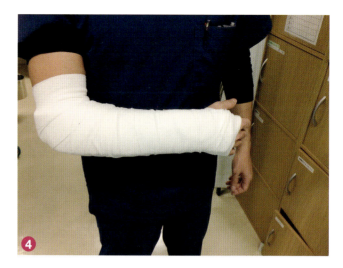

4 手を離すとすぐに再転位してしまう場合は，当院では手術適応としています．手術を行う場合も，少しでも整復位に近づいていてほしいので，シーネを巻いて固まる前に整復位で保持します（図❺）．

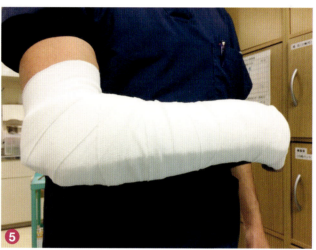

鎖骨骨折の固定

【麻酔】不要

1. 写真のような転位の少ない鎖骨骨折では，クラビクルバンドによる保存的治療も適応になります．（図❶）．
2. クラビクルバンドを軽くつけます（図❷）．
3. "ギュイギュイ"締めます（図❸）．このとき患者にはなるべく胸を張るように指示します（図❹）．締めた後にはマーキング（➡）します（図❺）．

■自宅では

自宅での締め直しのときは少なくともマーキングが見えるように，もしくはさらに締め，マーキングします．

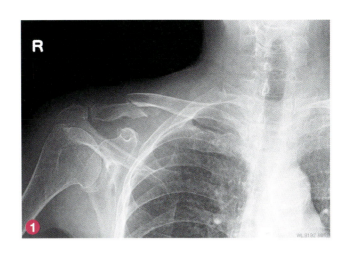

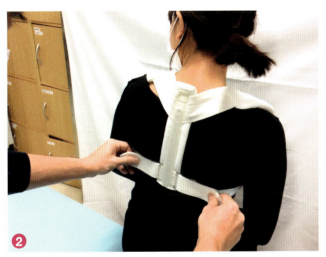

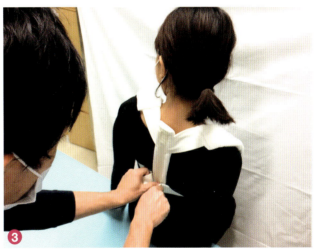

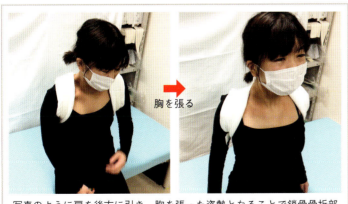

胸を張る

写真のように肩を後方に引き，胸を張った姿勢となることで鎖骨骨折部が整復される．

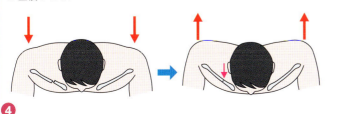

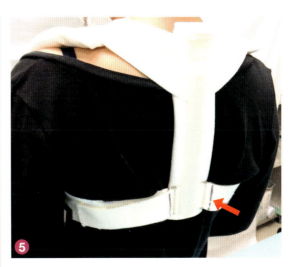

■入浴時などは除去可．

3週間ほど装着しX線画像で仮骨が確認でき，圧痛・叩打痛が消失すれば除去可です．

3 外固定(シーネ)

シーネ固定は骨折だけでなく，打撲や捻挫などの安静目的での固定にも重宝します．「しっかり固定すること」と「固定されてもなるべく必要な動作を妨げないこと」の双方を意識して行いましょう．

準備するもの

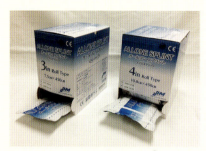
オールワンスプリント®

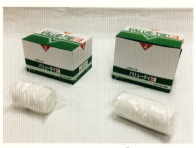
バリュータイ®

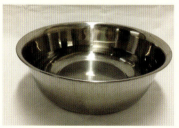
水

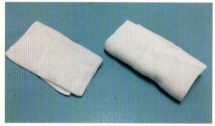
タオル

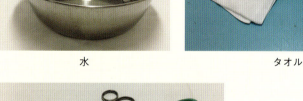
ハサミ

- ● シーネ
  当院ではオールワンスプリント®を使用しています．
- ● 包帯
  綿製のしっかりしたものがよく，当院ではバリュータイ®を使用しています．
- ● 水
  シーネを濡らすのに使用します．
- ● タオル
  シーネを濡らした後しぼるのに使用します．バスタオルなど大きめのものがよいです．
- ● ハサミ
  シーネを切るのに使用します．シーネの硬化剤がつくとすぐに切れ味が落ちるので，専用のものを準備するとよいです．

▶▶ シーネの扱い方

シーネは切ったまま放置しておくと固まって次回に使用できなくなりますので，巻く前にすぐに封をします．

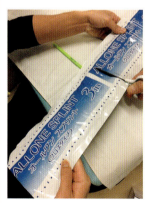
アルミパックごと切ったら

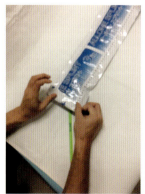
端を巻いて

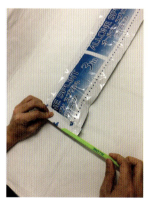
専用クリップで

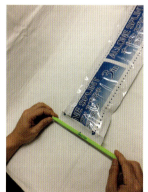
封をします

3 外固定（シーネ）

THE手技

前腕シーネ（橈骨遠位端骨折など）

POINT ▶手指のMP関節を長期に伸展位で固定すると側副靭帯の拘縮・短縮により屈曲だけでなく外転も障害されるため，固定しないようにします．

1 シーネを少し長めに切ります（図❶）．

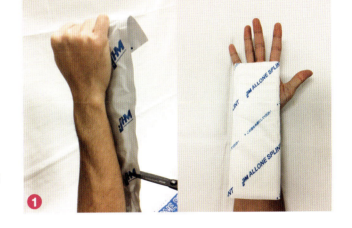

2 あててみて余分なところを切ります（図❷）．手部で手指のMP関節を固定しないようにします．

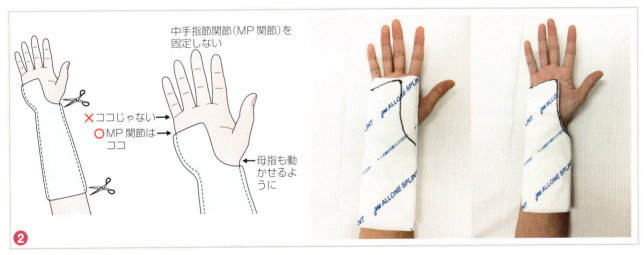

3 切ったら水で濡らして（図❸），タオルでしっかりしぼります（図❹）．

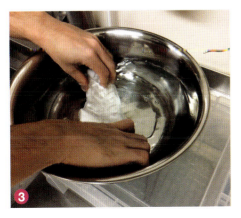

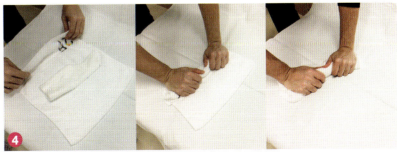

5 整形外科

4 前腕に当てて弾性包帯で巻きます（図❺）．固まる際，反応熱で熱くなります．巻いた後，MP関節が動かせるか，確認します（図❻，❼）．固定後は母指の運動もなるべく制限しないほうがいいでしょう．前腕のギプスの注意点はシーネとほぼ同じです．

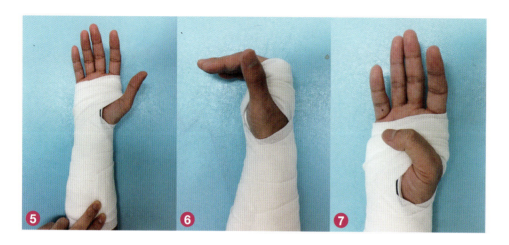

5 前腕・回内外も制限したいとき（不安定な橈骨遠位端骨折の場合）は，sugar tong splint（角砂糖をつまむトングのような形の固定）にて固定します（図❽，❾）．かしわ餅を包んでいる葉っぱのイメージから"かしわシーネ"ともよばれます．

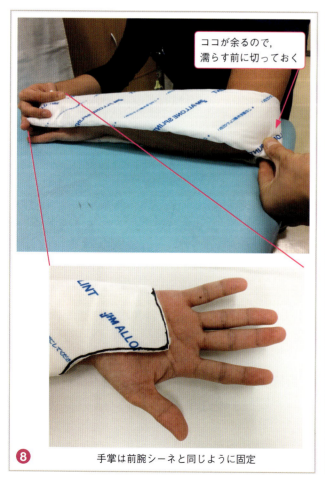

❽ 手掌は前腕シーネと同じように固定

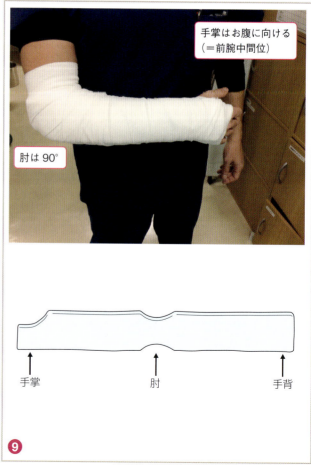

3 外固定（シーネ）

下腿シーネ（足関節捻挫・骨折など）

POINT ▶手技としては前腕のシーネと変わりませんが，ポイントとしては
- **総腓骨神経を圧迫しない**
- **足関節中間位での固定**

2つがあげられます．

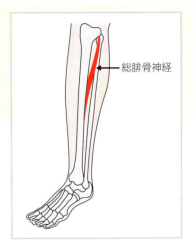
総腓骨神経

1 足関節を中間位で固定するためには，膝関節屈曲位（図①）で行うことが大切です．

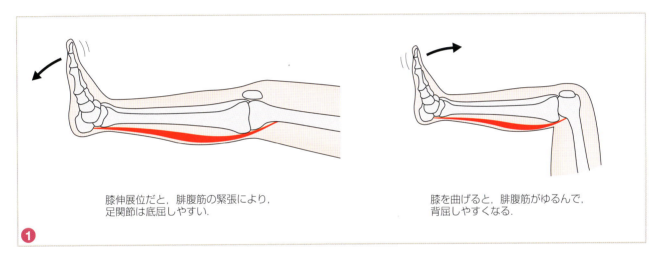

膝伸展位だと，腓腹筋の緊張により，足関節は底屈しやすい．

膝を曲げると，腓腹筋がゆるんで，背屈しやすくなる．

❶

2 手技するときは腹臥位がおすすめです（図②）．

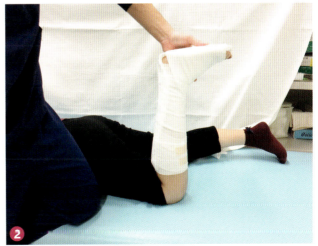

❷

133

❸ あとはあててみて（図❸a）余計なところを切って（図❸b, ❹）濡らして，しぼって，巻きます（図❺）．

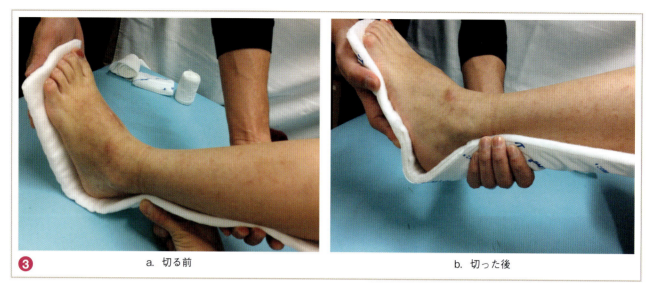

❸　　　a. 切る前　　　　　　　　　　b. 切った後

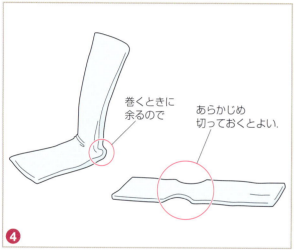

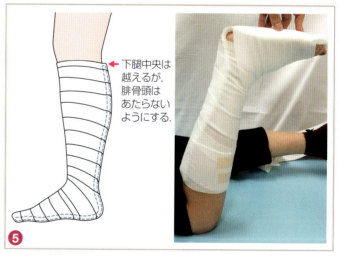

❹ 足関節の内外反をより制限したいときは，"もなかシーネ"にします（図❻）．

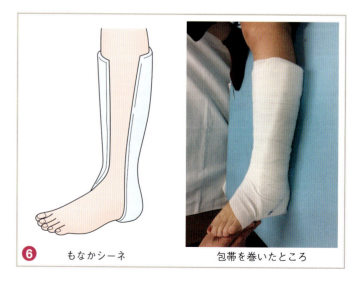

❻　もなかシーネ　　　包帯を巻いたところ

4 Fascia リリース

ぎっくり腰や寝違え，肩こりなど，どうにかしてほしい痛みに，
試みてもよい手技です．

マスターすべき器具

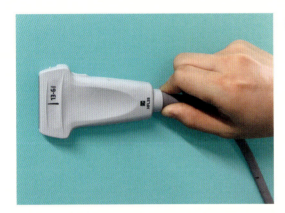

01 | **リニアプローブを搭載した超音波診断装置**

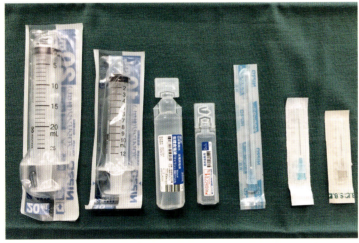

02 | **10 cc もしくは 20 cc シリンジ，23 G 60 mm，25 G 60 mm カテラン針，25 G 38 mm，27 G 38 mm 針，生理食塩水 20 cc，1% キシロカイン® 5 cc**

胸腰筋膜は浅層にあるため，25 G 38 mm 針を用いることが多いです．

5 整形外科

＼THE手技／

肩痛

 ▶肩こりでは肩甲挙筋（主に肩甲骨側）や棘上筋に圧痛，筋硬結を触れることがあります．

PLAN A 肩甲挙筋へのFasciaリリース

1 患側をリリース実施者側に，健側をエコーのモニター側にすることでIn-lineのポジションを確保できます．肩甲骨上角から筋線維走行に平行にプローブをあてると，僧帽筋の深層に肩甲挙筋を確認できます．

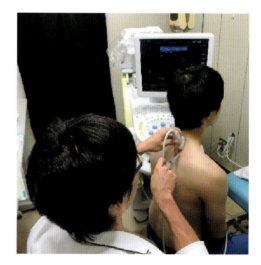

2 25Gもしくは27G 38 mm針を用いて平行法で刺入し，僧帽筋と肩甲挙筋間の筋膜をリリースします．

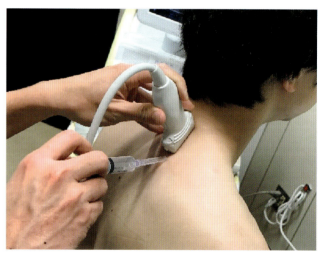

3 薬液を注入すると，重積した Fascia がバラバラになり（黄色矢印），筋間に薬液が広がるのを確認できます．

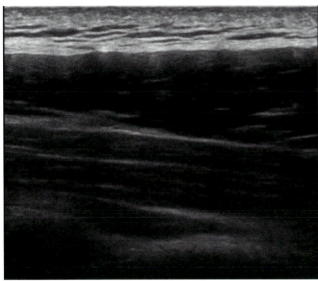 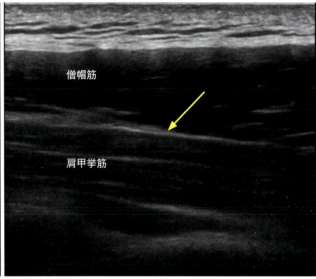

PLAN B 棘上筋への Fascia リリース

1 肩甲挙筋よりさらに外側に圧痛，筋硬結を触れる場合は同様のポジションで棘上筋膜のリリースを行います．肩甲骨上角か棘上窩に向けてプローブを動かしていくと，僧帽筋の深層に棘上筋が見えてきます．

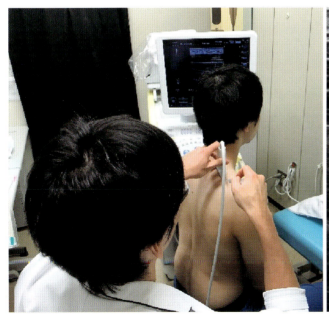 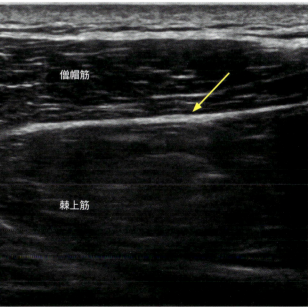

腰痛（急性腰痛症（筋膜性疼痛症候群））

POINT ▶前屈で痛みが誘発される場合は胸腰筋膜が，回旋と後屈で脊椎付近に痛みが誘発される場合は対側の横突起付着部の多裂筋が原因である場合が多いとされています．

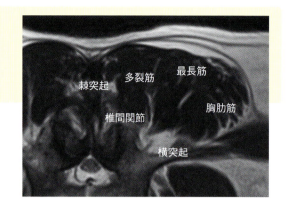

Plan A 多裂筋へのFasciaリリース

　エコーで棘突起（図❶）から外側にプローブを移動させ，椎間関節突起と横突起を同定（図❷）．椎間関節背側の筋膜が肥厚し，高輝度に変化していることを確認します（図❸）．

　画面中心に重積した筋膜を合わせ，23 Gか25 G 60 mmのカテラン®針を用いて交差法で椎間関節表面に向かって刺入します（図❹）．

　針先が画面上に現れ，筋膜の深さに達したところで薬液を注入し，重積した筋膜をリリースします（図❺）．

♦交差法に慣れない頃は距離を測定し，針の刺入位置，角度を計算し，深く刺入しないよう意識して刺入することをお勧めします．

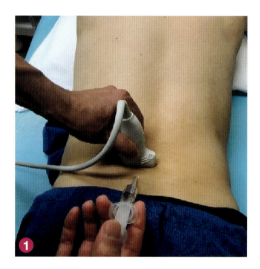

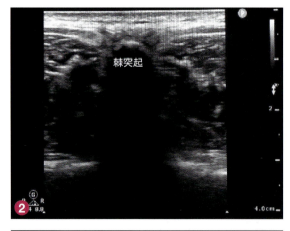
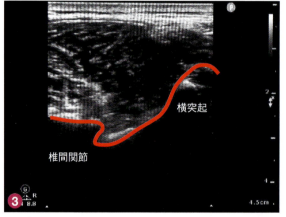
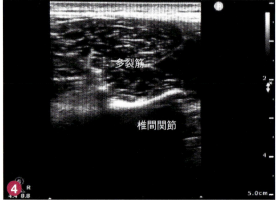
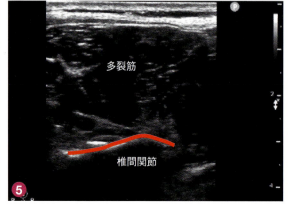

Plan B 胸腰筋膜へのFasciaリリース

頭側にプローブをあて，平行法で尾側から25 G 38 mm針を刺入し（図❻），重積した胸腰筋膜をリリースします（図❼）．

圧痛の範囲が広い場合は穿刺部位を2か所に分けてリリースすることもあります．

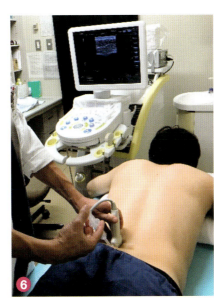
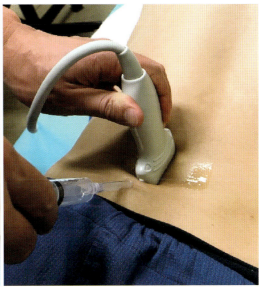

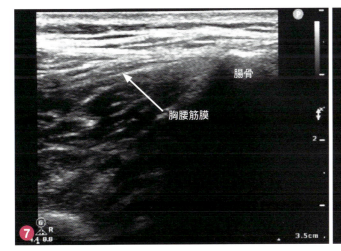
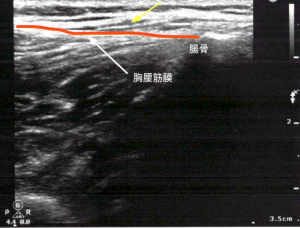

● 参考文献

白石吉彦：離島発 とって隠岐の外来超音波診療．中山書店，2017．

木村裕明：解剖・動作・エコーで導くFasciaリリースの基本と臨床．文光堂，2017．

白石吉彦，白石裕子，皆川洋，小林 只：THE整形内科．南山堂，2016．

Kobayashi T, et al：Effects of interfascial injection of bicarbonated Ringer's solution, physiological saline and local anesthetic under ultrasonography for myofascial pain syndrome：Two prospective, randomized, double-blinded trials. Jr Juzen Med Soc；125（2）：40-49, 2016．

泌尿器科

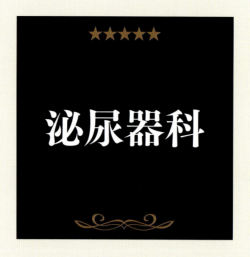

　尿道カテーテルが入らなくて困ったことはありませんか？特に男性の場合，途中で抵抗を感じてしまうと，それ以上奥にカテーテルを進めるには勇気が入ります．ゼリーを注射器に充填して，直接尿道口に入れるとよいなどと思っていましたが，泌尿器科医から言わせると，あまり効果はかわらないそうです．尿道カテーテル留置困難時の手技は，泌尿器科医が不在の病院では，なおさら身につけておきたい手技ですね．

　また泌尿器科の怖い疾患というと，精巣捻転（急性陰嚢症）を想起することが多いと思いますが，泌尿器科医の頭の中はそれだけではないようです．そもそも，精巣にエコーをあてる際，どのような体位で，どのような角度であてるのがよいのでしょうか？またその所見の判断は？

　この章では，日頃，泌尿器科医が行う処置，特に排尿障害時の診断から尿道カテーテルの上手な挿入方法，挿入が困難であったときの処置，急性陰嚢症などにおける精巣エコーを，診断と関連付けながら学びます．また，手技だけでなく，経験上のコツなども一緒に合わせて記載してあるので参考にしてください．

泌尿器科手技 TOP 3

1. 排尿障害時のエコー診断
2. 尿道カテーテル留置困難
3. 急性陰嚢症のエコー診断

排尿障害時のエコー診断

- 通常，人の排尿回数は5〜7回/1日，夜間は0回，1回の排尿量は200〜300 mLですが，前立腺肥大や神経因性膀胱，過活動膀胱などにより排尿回数が増加したり，排尿量が減少した場合はエコー検査を行い，残尿測定や前立腺肥大症の有無をチェックします．
- まったく尿が出ない場合で残尿が多いときには下部尿路（前立腺，尿道）閉塞による尿閉と判断します．
- 尿閉をきたす疾患として男性では尿道狭窄，前立腺肥大症，男女共通として神経因性膀胱などがあげられます．
- 上部尿路（尿管）閉塞による無尿では水腎症をきたします（※尿閉の場合にも水腎症きたすときがあります）．このときには原因精査のため，エコーのみならずCT検査を行いましょう．

＼マスターすべき器具／

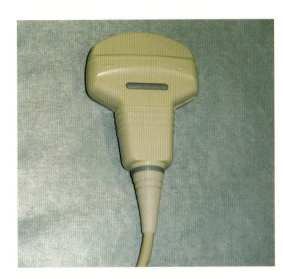

01 経腹用のコンベックス型エコープローブ

腎臓，膀胱，前立腺を調べる際に使用します．プローブの左右と画面の左右があっているか確認してください．
体幹に対して通常は上が画面左にくるようにエコーをあてます．

6 泌尿器科

THE手技

症例 70代，男性．以前より尿の勢いが悪く，排尿途中で尿が止まるような症状もあった．日中の排尿回数は10回以上で残尿感もあり，夜間は2～3回トイレに起きる状態であった．

STEP 1 前立腺エコー

- 泌尿器科医は，排尿に関する客観的データを得るために，腹部エコーにて①前立腺の大きさ，および②残尿エコー，を行います．
- 前立腺は経腹での観察になります．図❶のように恥骨上縁で横断面，矢状断を撮像し横径，深さ，上下の3か所の長さを計測することにより，簡易的な前立腺の大きさを図❷のように測定できます．

計算式：
横径(D1)×深さ(D2)×上下(D3)(cm)×0.5

- 前立腺の成人男性の大きさは20 cm^{3}以下を正常と判定し，それ以上になれば前立腺肥大となります．大きい場合には100 cm^{3}以上ということもあります．前立腺癌などの診断は，経腹エコーではよほど明らかでないかぎりむずかしく，経直腸エコーおよびMRIで行うことが一般的です．

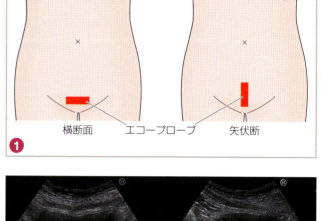
❶

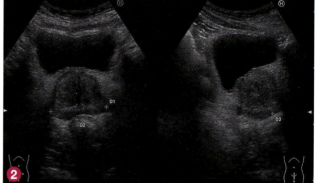
❷

STEP 2 残尿エコー・膀胱エコー

- 残尿量は前立腺肥大症の重症度判定の一つの指標です．残尿も図❶のようにプローブをあてて同様に計測することができます（図❸）．もちろん正常では残尿はありません．膀胱エコーは形状，壁の肥厚，ストロングエコー，腫瘤などにポイントを絞りみていきます．

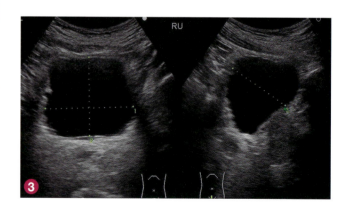
❸

▶前立腺容積が20 cm^{3}を超えたら前立腺肥大です．また，正常では残尿は0 mLですが，一般的には50 mL以下を軽度，50～100 mLを中等度，100 mL以上を高度の残尿としています．100 mL以上は泌尿器科医への紹介が必要です．なお，過活動膀胱に処方される抗コリン薬の副作用により残尿が増大することがあるので，注意が必要です．

1 排尿障害時のエコー診断

STEP 3 腎エコー

- 尿閉による腎機能障害があった場合，水腎症をチェックするために腎エコーを行います．
- 腎臓は後腹膜臓器であり，脊椎の両側に体幹に対してハの字型に位置するため（図④-1の円形の部分が腎臓です），その長軸に沿って超音波をあてます（図④-2）．また，肋骨などがかぶってくるため，吸気での観察が中心となります．

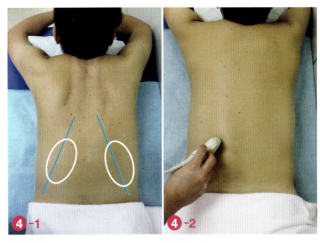

- 腹臥位であてるのがベストですが，腹臥位になれない状況であれば，側腹部（背中寄り）からあてても観察可能です（図⑤）．
- 横からではやや背側に長軸が傾いていますので，側腹部からの観察のときには注意しましょう．

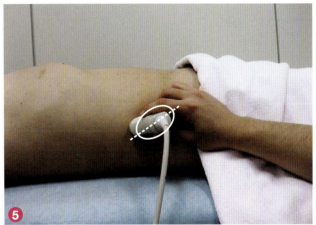

- 実際のエコー画像では，正常の腎臓は腎実質が低エコー，腎中心が腎盂周囲の脂肪で高エコーになります（図⑥）．

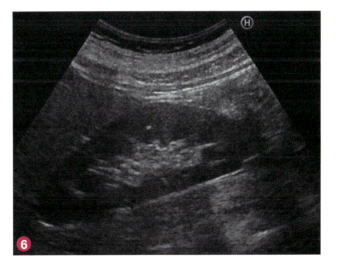

- しかし，水腎症をきたすと腎盂腎杯の拡張が起こり，中心の高エコー像の中に低エコー像（尿ですが）を認めるようになります（図⑦）．
- 腎盂腎杯拡張か否か迷う場合がときどきありますが，腎杯の連続的な拡張，腎盂尿管移行部の拡張が認められれば明らかに水腎症です．

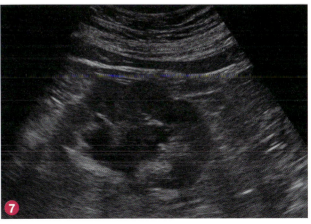

6 泌尿器科

143

尿道カテーテル留置困難

＼マスターすべき器具／

01 | 尿道カテーテル

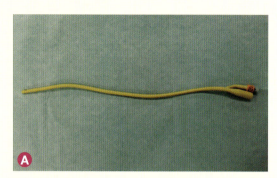

実は細すぎると腰がないため，特に男性の場合は入りにくいものです．男性の場合は 16 Fr（図Ⓐ），女性の場合は 14〜16 Fr を選択しましょう．一時的な導尿の場合は，ネラトンカテーテル 8〜12 Fr を使用します．尿道カテーテルは細径のほうが膀胱刺激は少ないです．

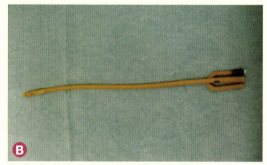

血尿が強い場合は膀胱の持続還流ができる 3way 尿道カテーテル（図Ⓑ）を留置します．生理食塩水で持続還流を行うことにより，膀胱内に血塊を作らないようにし，尿道カテーテルの閉塞を防ぎます．

02 | 尿道ブジー

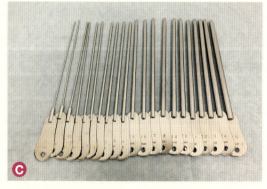

男性で尿道狭窄をきたし，カテーテルが入らない場合に使用します．金属ブジーは前部尿道（振子部尿道と球部尿道）を拡張する直ブジー（図Ⓒ）と後部尿道（膜様部尿道と前立腺部尿道）を拡張する曲ブジー（図Ⓓ）があります．金属ブジーは容易に尿道損傷をきたすため（特に細径のブジーや曲ブジー），外尿道口や振子部尿道の狭窄で入らない場合に直ブジーを使用する，という場面でのブジー使用に限ったほうがよいと思われます．
後部尿道を拡張する場合には泌尿器科医に相談するほうがよいと思われます．
直ブジーは滅菌されたものを使用します．

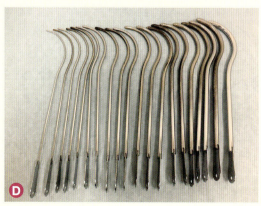

2 尿道カテーテル留置困難

THE手技

症例 70代，男性．以前より尿の勢いが弱く，残尿感などを自覚していたが，昨晩よりまったく排尿ができなくなり，下腹部の緊満感が強く救急外来を受診した．尿閉の診断で尿道カテーテル留置を行わなければいけない状況である．

PLAN A 尿道カテーテル留置

- 男性は尿道括約筋部を通過する際に痛みが強く，力を入れてしまう傾向があります．そのような場合は深呼吸や，話しかけて返事をさせるなどしてできるだけ力が抜く状況を作りましょう．非常に稀ですが，キシロカイン®入りゼリーによりアナフィラキシーショックをきたすことがあるので，アレルギー歴を聴取のうえ，症例によりキシロカイン®が入っていないゼリーを使用することも検討しましょう．

■ 男性の場合
- 体位は仰臥位で，両下肢は屈曲し外転させます（図❶）．
- 左手の第3，4指で陰茎の冠状溝をはさみ，陰茎を垂直に引っ張りあげます．第1，2指で外尿道口を開きます（図❷）．尿道カテーテルは挿入時にたるんでいると入りにくいため，上にまっすぐになるような形で挿入するように介助者に手伝ってもらい（図❷），ゼリー（潤滑剤）をつけた尿道カテーテルを挿入します．
- バルーン部分を尿道途中で膨らませて尿道損傷をきたすことがあるので（図❸），カテーテルは極力根元まで挿入し（図❹），挿入された時点で下腹部を

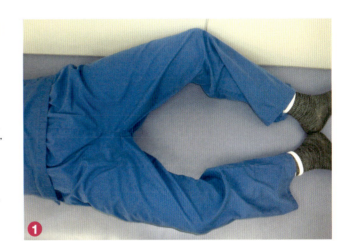

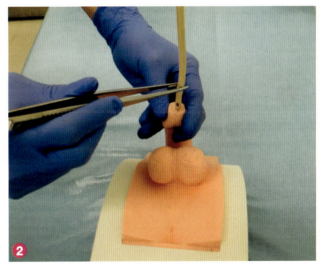

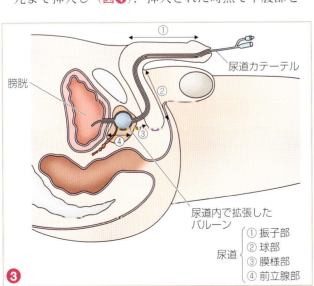

膀胱／尿道カテーテル／尿道内で拡張したバルーン／尿道 ①振子部 ②球部 ③膜様部 ④前立腺部

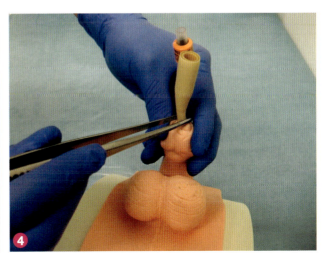

6 泌尿器科

145

圧迫し，尿が流出してくることを確認したうえでバルーンを膨らませます．尿道カテーテルを根元まで入れて，尿が出ない場合には尿道カテーテルが屈曲している可能性があります．屈曲場所は膜様部（図❸）のことが多いです．膀胱洗浄をして確認するか，抜去し再度挿入を試みます．尿道カテーテル挿入時に尿道損傷をきたしやすい理由として，男性の尿道が長いことと尿道球部でカーブしていることなどが挙げられます．特に球部，膜様部の挿入時は注意しましょう．

■ 女性の場合（図❺）
- 体位は男性と同様です．陰核下に外尿道口があります．女性の尿道は3〜4 cmですので，尿道カテーテルは根元まで挿入する必要はありません．高齢女性の場合，尿道口が奥まってしまっていることがあるので，大陰唇を左右によく開き確認します．

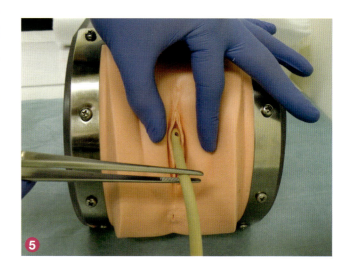

PLAN B 尿道ブジー

- 尿道狭窄でカテーテルが入らない場合は，尿道ブジーを行います．
- 外尿道口を消毒し，狭窄の程度により留置したい尿道カテーテルの太さの1つ上の大きさまで拡張します（図❻）．
- 例 8 Fr直ブジーから拡張を開始し，16 Fr尿道カテーテルを留置したいのであれば，18 Frまで拡張．拡張は2 Frずつ飛ばしで拡張し（8→10→…18 Fr），拡張が困難であれば1 Frずつ拡張．

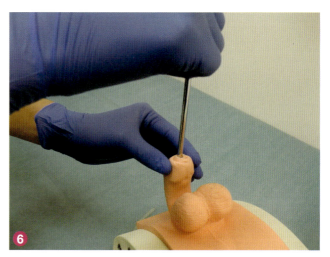

- 尿道から出血しても，尿道カテーテル留置により圧迫止血になるため，出血が軽度であれば止血される場合がほとんどなので，経過観察を行ってください．

PLAN C 膀胱穿刺

- 尿閉でどうしても膀胱内の尿を外に出さなければいけないのに尿道カテーテルがどうしても入らず，泌尿器科医の診察が受けられない場合の緊急避難的な手技として膀胱穿刺を行います（膀胱瘻造設は泌尿器科医に相談しましょう）．
- 体位は仰臥位です．事前にエコーで穿刺ルートを決定します．膀胱頂部と腹膜の折り返しは近いので（図❼），尿閉状態で膀胱が緊満していることを確認してください（図❽，→は穿刺ライン）．

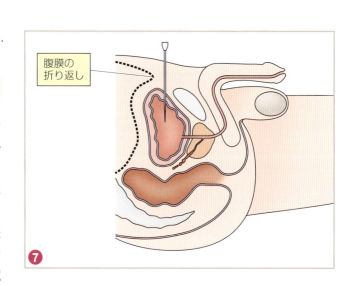

- 緊満している状態が強いほど，腸管の誤穿刺は起こしにくいです．逆に，あまり膀胱が緊満していないのであれば，尿閉状態だとしても処置が待てる状態と判断して膀胱穿刺は行わないでください．

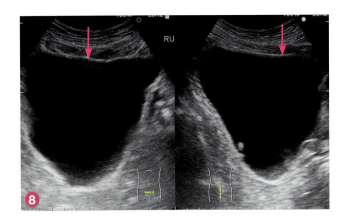

- 穿刺部位の下腹部を消毒し，穴あきドレープをかけます（図❾）．エコープローブは滅菌されたものか，滅菌されたビニール袋に入れてください．
- 穿刺点は下腹部正中，恥骨上縁2横指頭上ですが，患者の下腹部の脂肪の付き具合にもよりますので，エコーで恥骨を確認し2 cm上ぐらいで穿刺します．穿刺部位は局所麻酔で麻酔を行い，穿刺ルート（筋膜まで）にも浸潤麻酔を行います．

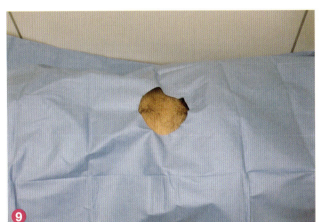

- 穿刺を行います（図❿）．穿刺はゆっくりと行うと，膀胱粘膜がテント状につりあがり膀胱内に到達しにくくなるので，慎重かつ迅速に行います．前立腺が膀胱に突出するように肥大している場合には，前立腺を穿刺してしまう可能性があるので気をつけます．
- 穿刺針にシリンジを直接つけて尿を吸引すると，穿刺針が抜けてきてしまうことがあるので，点滴ルートなどを付けてシリンジで尿を吸引します．

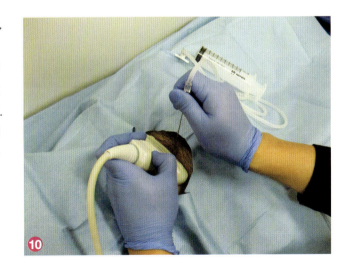

- 穿刺針は長い針を選んでください．カテラン®針やサーフロ®針の長いもの，PTCD針などです（図⓫）．

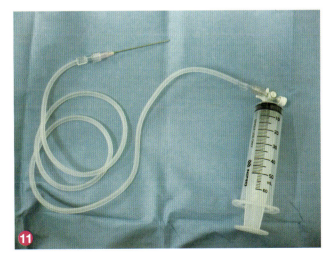

急性陰嚢症のエコー診断

急性陰嚢症とは陰嚢が急激に痛み，腫大し，時に発赤をきたすもので，疾患によっては緊急手術が必要になることがあります．
エコー画像を提示しながら各疾患の特徴を踏まえて説明していきます．

＼マスターすべき器具／

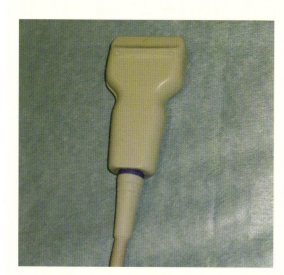

01 | 表在用のリニア型エコープローブ

病院にあるエコーの機種にもよりますが，可能であればドップラーで血流を確認できるものにしましょう．
表在エコーのプローブがないときは，通常のエコープローブでもかまいませんが，観察しやすくするように陰嚢にはたくさんのゼリーをつけましょう．

3 急性陰嚢症のエコー診断

THE手技

症例 15歳．早朝より嘔吐を伴う右陰嚢の激しい痛みを自覚し，救急外来を受診．触診では右陰嚢の腫大を認め，触るだけでかなり痛がる様子である．

STEP 1 プローブをあてる

- 図❶はプローブのあて方のイラストです．長軸方向に沿ってプローブをあてます．
- 図❷は正常精巣のエコー画像です．画像上，内部は均一です．

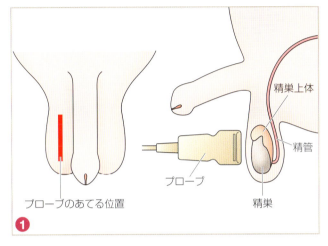

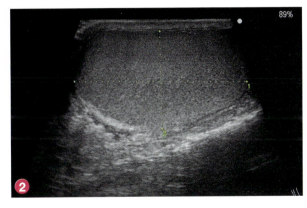

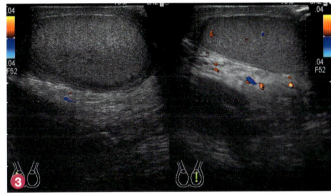

STEP 2 診断

■ 精巣捻転

- 図❸は右側がドップラー画像で，血流が確認できるので正常画像です．一方，左側は血流がなく，精巣は腫大しています．かなりの疼痛を伴い，触診により精巣の腫大が認められれば捻転が疑わしいです．時に嘔吐なども伴います．
- はっきりと診断できなくても捻転が疑われる場合には（図❹）試験的に陰嚢切開を行います．ちなみに精巣捻転の好発年齢は思春期です．

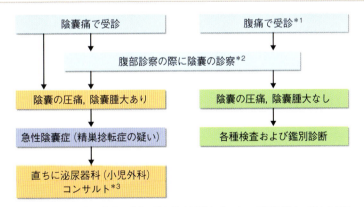

＊1 精巣捻転症の好発年齢は学童〜思春期．精巣捻転症であって腹痛，悪心・嘔吐を主訴に受診することもある．
＊2 腹痛を主訴に来院した精巣捻転症の患者では，腹部だけでなく陰嚢の診察を行うことが，唯一同疾患を疑う根拠となる．
＊3 精巣捻転発症後6〜12時間以内に捻転を解除すれば，高い確率で精巣温存が可能であることを念頭におき，遅滞なく専門医にコンサルトする．専門医がいない場合は，手術対応可能な専門施設へ直ちに紹介．

❹ 急性陰嚢症ガイドラインのアルゴリズム

6 泌尿器科

■精巣上体炎

- 精巣上体炎は尿路感染であるため，発熱や血液検査で炎症反応の上昇を認めます．触診で精巣上体の腫大と圧痛があります．ただし痛みは強いですが，捻転ほど急激な激しい痛みではないところがポイントです．エコー所見では，精巣は腫大せず精巣上体の腫大を認めます（図❺→）．若い男性の精巣上体炎の場合は，クラミジアなどの性病感染も考慮しましょう．
- なお，精巣上体炎との鑑別が必要になる疾患にムンプス精巣炎があります．ムンプスに罹患している子どもと接触して発症する場合が多く，エコーでは精巣の腫大を伴います．

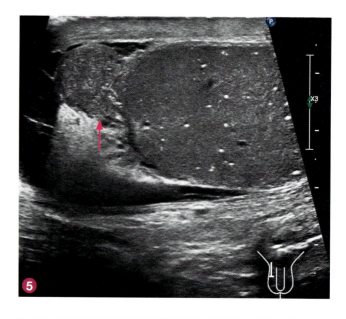

■無痛性の陰嚢腫大

- 陰嚢内に液体貯留があれば，陰嚢水腫あるいは精液瘤を疑います．鑑別は多房性であれば確実に精液瘤です．多房性でなければ陰嚢水腫の可能性が高いです（図❻）．

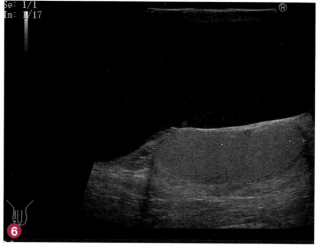

■精巣癌

- 無痛性の陰嚢腫大で精巣がゴルフボールのように硬く，内部エコーが不均一の場合には精巣癌を疑います（図❼）．精巣癌は血行性転移をきたすため，早めに手術で摘除をする必要がありますので，泌尿器科医に相談しましょう．

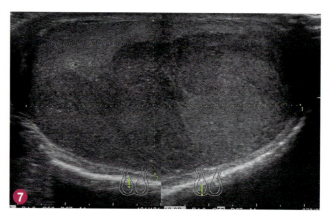

★MEMO

7 眼科

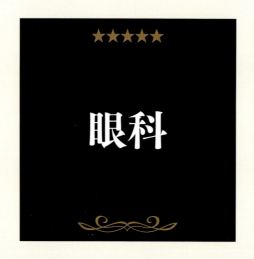

　「目」は感覚器だからでしょうか，手を出しにくいな，と思わせる何かがあるようです．ここでは，まず視力測定や眼圧測定，スリットランプの使い方，眼底のみかた，そして眼科エコーと，眼球の表面から奥までを診る技術を一緒に学んでいきましょう．

　スリットランプは，組織学や病理学で顕微鏡が好きだった人は，すぐにピントが合わせられるようになり，結膜の異物や角膜損傷を確認したり，逆さ睫毛を抜いたり，細い光を横からあてることで，角膜から水晶体までを立体として確認することもできるようになるでしょう．さらには，フルオレセイン染色をして，青い光を当てることで，角膜や結膜上にできた上皮障害も確認できるようになります．顕微鏡が苦手だった人はまずはピント合わせからですね．目が澄んでいるとはよく言ったもので，本当に眼球は綺麗なので，ぜひスリットランプに慣れて，幻想の世界を覗いてみてください．

眼科手技 TOP 5

1. 視力測定
2. 眼圧測定
3. スリットランプ検査
4. 眼底検査
5. 眼科超音波検査

視力測定

＼マスターすべき器具／

01 | ランドルト環

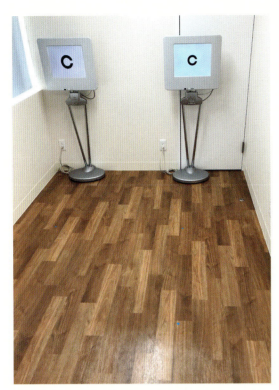

スイスの眼科医の名前で，1909年のイタリアで開かれた国際眼科学会で国際的な標準視標として採用されたそうです．5mの距離で，切れ目幅1.5mmを識別できれば視力1.0，切れ目幅3.0mmで視力0.5，15mmで0.1となります．

02 | 遮眼子

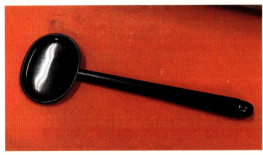

片眼ずつ検査するときに，眼を圧迫しないで確実に覆うためには，検眼枠用の遮閉板の使用が望ましいですが，遮眼子，アイパッチなどでもよいです．また，ガーゼ，ティッシュペーパーをたたんで絆創膏などで貼ってもよいです．眼鏡使用者の片眼遮閉用には，ガーゼ，ティッシュペーパーなどを使用します．手のひらでは正確な情報が得られないので，原則としては不可です．

7 眼科

＼THE手技／

症例 70歳，男性．運転免許の更新を控え，その前に現在の自分の視力がどのくらいあるのか，視力を測ってもらいたいと来院した．

STEP 1 室内環境の確認

- 背景の明るさは，まぶしすぎず，暗すぎず，落ち着いた色の壁に貼りましょう．部屋の明るさは500〜1,000ルクス（一般住宅が500ルクス，オフィスが1,000ルクス程度）が適切といわれており，在宅でも診療所でも蛍光灯の室内であれば問題ありません．

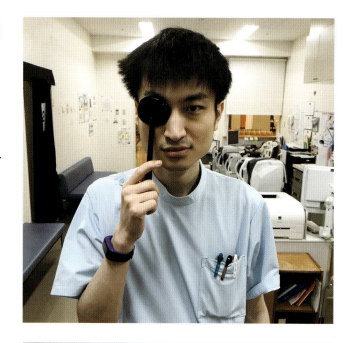

STEP 2 5m離れて立ってもらう

- 5m離れて立ち検査をするのが原則です．距離が近くなると，眼の調節機能が働き，正確な視力が測定できません．遮眼子で遮蔽し検査開始です．このとき，隠していても開眼しているよう指示してください．（視力検査表に記載されている距離で測定してください）

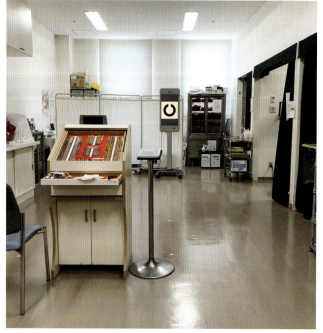

1 視力測定

STEP 3 右眼で大きなランドルト環から

- 間違いを防ぐために右眼から開始しましょう．特に決まりはありません．そして大きなランドルト環から順に小さいほうに下げていきましょう．眼科外来にある視力検査表はランドルト環が5つ並んでおり，そのうち3つ正解すればよいのですが，簡易の場合は半分以上答えられたらOKです．

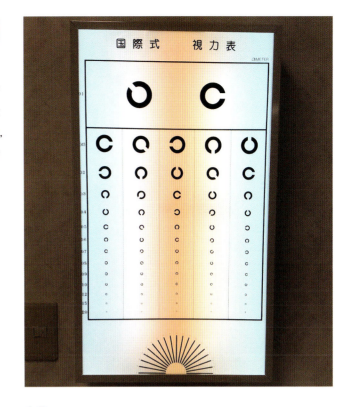

STEP 4 判定する

- 普通運転免許では，両眼で0.7以上，片眼でそれぞれ0.3以上あれば合格です．また学校の教室では，0.7の視力があると後ろの席からでも黒板の字が容易に読めるが，0.3をきると一番前の席からでも黒板の字が読みにくくなるといわれています．よって，学校検眼の場合には，視力が0.7以上か，0.2以下かが重要になります（表❶）．

表❶

判定	視力の目安	概要
A	1.0以上（正常，正視）	一番後ろの席でも黒板の文字がよく見える．
B	0.9～0.7（仮性近視）	一番後ろの席では黒板の文字がやや見えにくい．
C	0.6～0.3（仮性近視）	前の方の席でも黒板の文字がやや見えにくい．
D	0.2以下（近視）	一番前の席でも黒板の文字がほとんど見えない．

● 視力低下のトップ5

急性	慢性
網膜剥離	白内障
網膜中心動脈閉塞症	糖尿病網膜症の悪化
硝子体出血	老眼（調節力の低下）
虹彩毛様体炎	黄斑変性
前房出血	網膜色素変性症
※ちなみに，閉塞隅角緑内障の発作は非常によく知られていますが，割合はかなり少ないです．	※緑内障は意外と視力低下の自覚はあまりなく，視野の狭窄も健眼でカバーするため自覚につながるのはかなり進行しないと気づきにくい印象です．

眼圧測定

眼圧は，緑内障を診断するため，
また緑内障の治療の経過をみるために測定します．

＼マスターすべき器具／

01 | 非接触式眼圧計

（NCT：noncontact tonometer）
健診センターに置いてある施設も多いのではないでしょうか？眼に空気を噴出して眼圧を測る，誰でも1日でマスターできる測定器です．眼科医が使用するゴールドマン眼圧計はより正確ですが，熟練技が必要です．

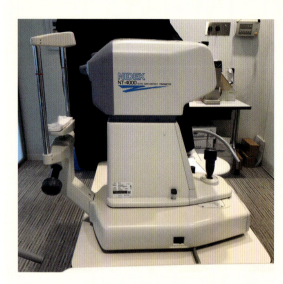

THE手技

症例 70歳, 男性. 以前, 緑内障と診断され, 点眼薬を処方されていたが, 久しく眼科を受診しておらず, 眼圧を測定してほしいと来院した.

STEP 1 眼圧を測定する

- 「眼圧」はタイヤでいうところの「空気圧」です. 眼圧計の前に座って, 検査台にあごをのせてもらいます. 眼の表面に風を吹き当てて, どのくらい凹むかを調べます. 硬いと凹みませんね. 結果は数字で表されます.

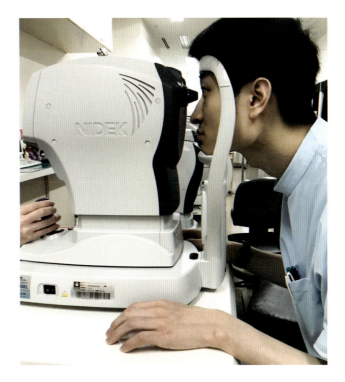

STEP 2 眼圧を解釈する

- 眼圧の正常値は 7〜21 mmHg です. 高いと緑内障（視神経障害）のリスクが高まりますが, 低くて問題になるのは, 眼球ろうと, 眼科手術後の低眼圧に伴う脈絡膜剥離です.
- 患者の Avg. を見ると右 17.0, 左 14.0 とあり正常範囲内にあることがわかります. しかし, 緑内障の約 7 割が正常眼圧緑内障であることを覚えておいてください. 緑内障のスクリーニングには, 次項で説明する眼底検査が必要になります.

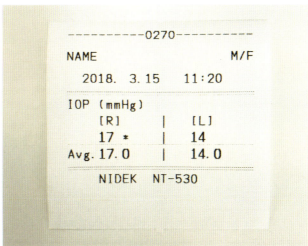

7 眼科

>>> もし眼圧計がなかったら、触診で左右差を見てみよう

急激に眼圧上昇している際には，眼圧測定ができずとも発作の所見を捉えることはある程度可能かと思います．頭痛，吐き気で頭蓋内には特に所見が見当たらない際に，肉眼所見を確認し触診を行いましょう．

〈肉眼所見〉
- 患眼の角膜の濁り
- 曇っている
- 瞳孔の散瞳傾向
- 結膜充血

〈触診〉
- 閉眼で眼球を両眼軽く触って硬さの左右差を診てみることも重要です．

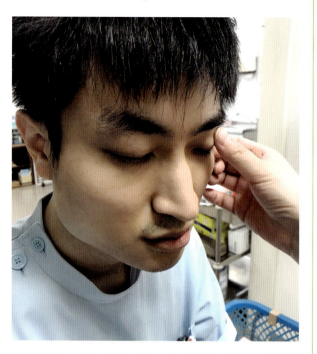

 アイケアHOME手持ち眼圧計

在宅でも眼圧を測定したいと思ったことはありませんか？このようなコンパクトな眼圧計があります．当てる部分が小さく，目が細くなったご高齢の方や，お子様にも使えます．点眼麻酔の必要もありません．仰臥位でも測定可能な機種もあり，数回やればマスターできます．

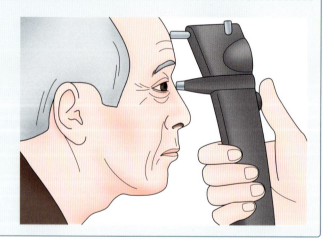

3 スリットランプ検査

＼マスターすべき器具／

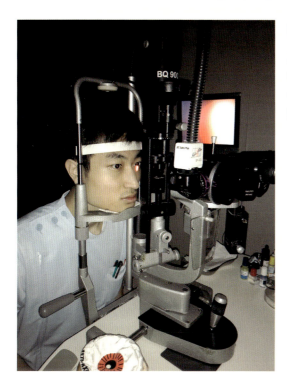

01 | スリットランプ

スリットランプ（細隙灯顕微鏡）は映画館で暗くなった際に映写機の光の筋の束がはっきり見える，あの原理を角膜などの眼の部位の見たい場所にピントを合わせて見ている，そんな感覚です．顕微鏡が使えれば可能ですよ．

7 眼科

＼ THE手技 ／

症例 30歳，男性．コンタクトレンズを装着したまま就寝してしまい，朝起きたら目が痛くて来院した．

STEP 1　双眼鏡をセットする

- まず，患者さんの顔をのせてもらう前に，自分の覗きやすいようにスリットランプを設定しておきましょう．屈折異常の調整が必要ない場合は，アイピースをゼロに設定し，双眼鏡の瞳孔間距離を見えやすい幅に設定します．ワイドビームの明るさに起因する患者の不快感を軽減するには，中性密度フィルタを使用します．

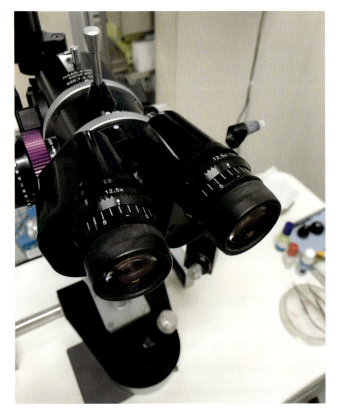

STEP 2　高さを合わせる

- 額をつけて，顎をのせ，テーブルを快適な高さに調整します．スリットランプの光と目の高さが一致するようにします．高さの調整は，患者さんの椅子，スリットランプの机，顎をのせる台の3つで調整することができます．

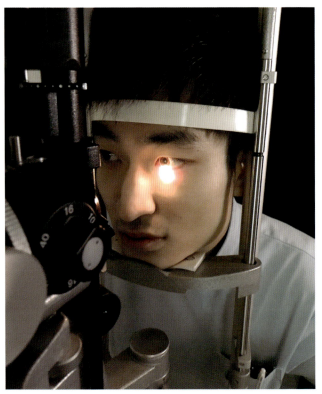

STEP 3　スリットの光を調整する

- 右眼をチェックするときには，医師の右耳を見るように患者に指示します．電源を最低電圧に切り替え，スリット照明部のダイヤル（図❶，→）を回転し，スリットの長さと幅を調整します．ビームを調整することができます．スリット光の照射角度を調整することもできます．

STEP 4　ピントを合わせる

- 角膜にピントが合うまでジョイスティック（図❷，→）を患者のほうに押し込みます．ピントが合わない場合は，患者さんの額が付いていることを確認し，ジョイスティックで上下の高さを微調整します．ジョイスティックは片手を使用し，上眼瞼を翻転させるときは，もう一方の手を使います．

<u>スクリーニング手順</u>

（強膜は削除しています）
目を系統的に表面から奥に向けて観察します．
- □睫毛（まつげ）
- □瞼（まぶた）

（異物感がある場合は，上眼瞼を翻転させましょう）
- □結膜
- □角膜
- □前房
- □レンズ（水晶体）

STEP 5　最初は幅広い光で
（前房の深さを確認しましょう）

- 薄暗くした部屋で，まずは光束を最大（幅広）にします．散瞳する前には，前房の深さ（角膜から虹彩までの深さ）を確認する習慣をつけましょう．そして，ゆっくりと角膜の肉眼的変化や，瞼，睫毛，結膜をみていきます．

STEP 6　光を絞って診る

- その後は光束を絞り，スリット幅と照射角度を微調整してジョイスティックを動かして角膜，その後照射角度を最小にして前眼部の確認をするとわかりやすいかと思います．光の角度は45°くらいがよいでしょう．前眼部とは角膜・強膜・前房・虹彩・隅角・

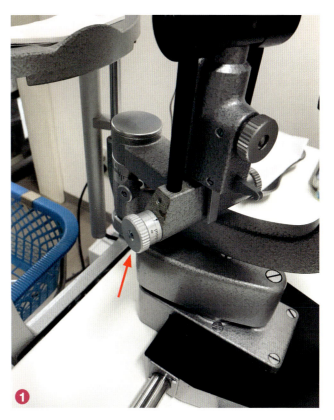
❶

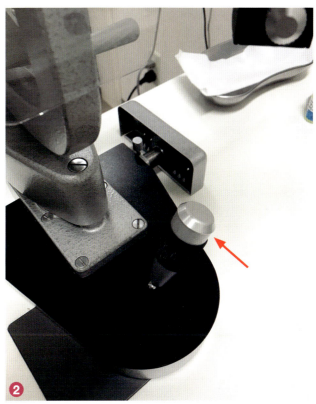
❷

水晶体を指します．

7 眼科

ミニスキル1　フルオレセイン染色

- 角膜に傷がある場合は，フルオレセインで染色します．角膜と結膜の上皮が障害されると黄色く染まります．眼底鏡にブルーライトがついていれば，使ってみましょう．角膜の傷や異物がだいぶ見えやすくなります．

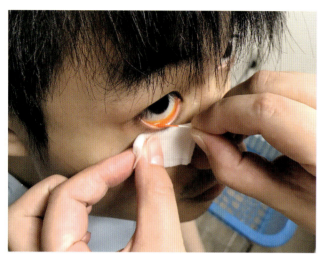

染色紙に生理食塩水を1滴垂らして，下眼瞼結膜に付着させます．その後，1回まばたきをしてもらうと角膜，結膜の全体が染色されます．

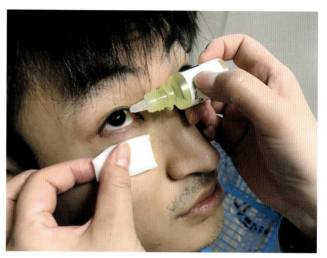

痛みを伴う処置の際は点眼麻酔をします．

ミニスキル2　上眼瞼の翻転

- 結膜異物やアレルギー性結膜炎が疑われる場合は，上眼瞼を手前につまみ，下に引っ張りながら，人差し指を軸にしてめくります．慣れていない場合は，綿棒を軸にする翻転もおすすめです．

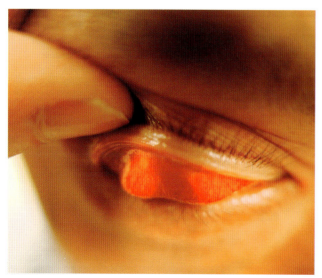

手で翻転

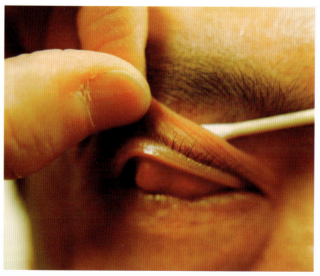

綿棒を使って翻転

ミニスキル3　アデノウイルス診断

- 流行性角結膜炎ではアデノウイルス診断キットを使って診断を行います.

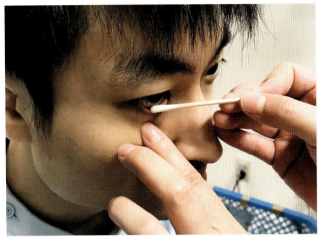

①角結膜を綿棒で数回擦過し，上皮を採取します.

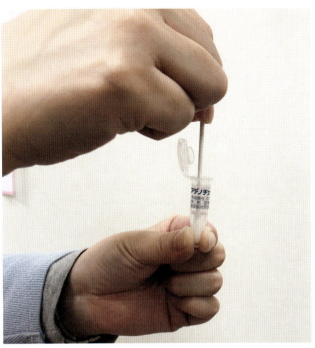

②採取した綿棒をチェック用の液体に浸します.

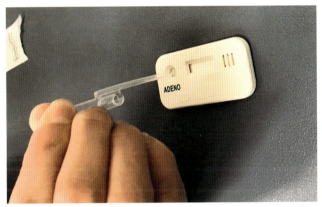

③テストプレートに滴下します.

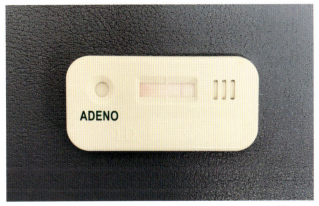

④15分後に判定します．インフルエンザのキットと同様です.

ミニスキル4　睫毛内反（逆さ睫毛）の抜去

- スリットランプを通して，睫毛鑷子にて抜去します．内側にあたって瞬きのたびに痛みや角膜に傷をつける際には，睫毛をその原因になる部位のみ抜きます.

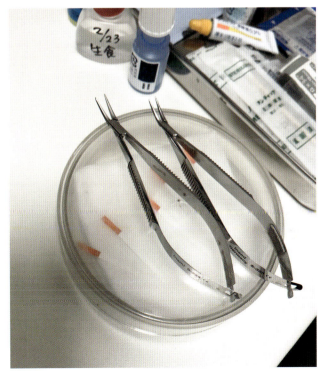

● 睫毛鑷子

眼底検査

＼マスターすべき器具／

01 眼底をみる器具

昔からある直像鏡で慣れている方はそれを使用していただくのがいいですが，PanOptic™ やVersaCam® など最近の眼底鏡（眼底カメラ）ではかなり広角に見え，撮影も簡単です．一方，倒像鏡が眼科医では一般的ですが，慣れるまでに半年かかるといわれています．健診があれば，眼底カメラで撮影した写真をみる訓練をしておくとよいでしょう．

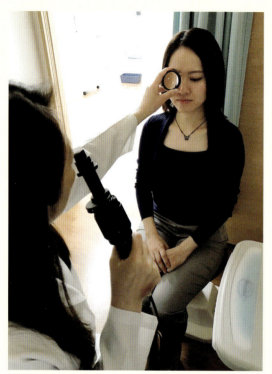

倒像鏡

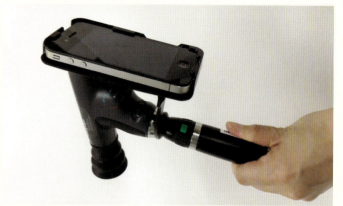

PanOptic™ 眼底鏡

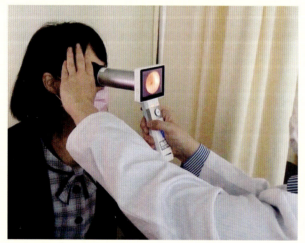

VersaCam® 眼底鏡

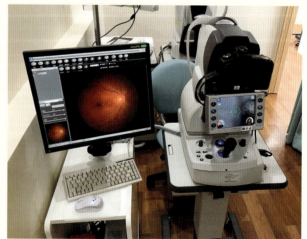

眼底カメラ

THE手技

症例 70歳，男性．高血圧でかかりつけの患者さんだが，最近，目の前に黒いものがチラチラするようになったと訴えがあった．

STEP 1　所見の想起（表❶）

- この症例では飛蚊症が疑われますが，高血圧の既往もあるので，眼底所見を想起しながら眼底を見てみましょう．糖尿病や緑内障の変化についても，あわせて確認してみましょう．

表❶　症状や疾患から想起すべき眼底所見

症状	
● 視力低下（☞165頁）	網膜剥離，硝子体出血，網膜中心・分枝動脈閉塞症
● 飛蚊症（☞167頁）	網膜裂孔
疾患	
● 高血圧（☞167頁）	動脈狭小化，静脈拡張，出血，白斑
● 糖尿病（☞167頁）	出血，白斑
● 緑内障（☞168頁）	視神経乳頭の陥凹，乳頭蒼白化，線状出血，神経線維束の欠損

STEP 2　眼底の観察

- ここでは，それぞれの症状や疾患で見える眼底所見のイメージや成り立ちを説明します．今まで見えなかった眼底所見が，見えるようになると思います．

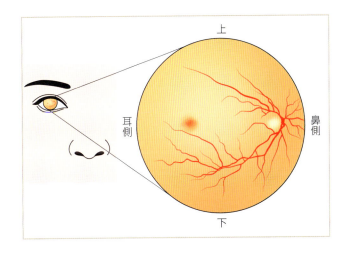

症状：視力低下

1 網膜剥離

- 網膜剥離の原因として網膜裂孔がありますが，網膜裂孔は網膜赤道部から周辺部にできることがほとんどなので，散瞳しないとわからないことが多く，後極部の網膜剥離は，眼底写真で判断できるかもしれません．直像鏡の情報だけでは判断しにくいかと思います．

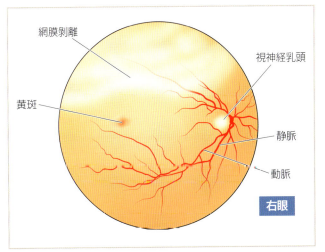

● 網膜剥離

2 硝子体出血

- 硝子体出血は網膜血管からの出血が侵入したものがほとんどです．外傷以外の原因としては，増殖糖尿病網膜症，網膜中心静脈閉塞症および網膜動脈分枝閉塞症の頻度が多く，分枝静脈閉塞症は上耳側動静脈交差部で閉塞が起こりやすい傾向があります．出血直後は霧や靄がかかったような状況になります．いずれの原因であっても，数日間は頭部を30°あげた状態で絶対安静とします．

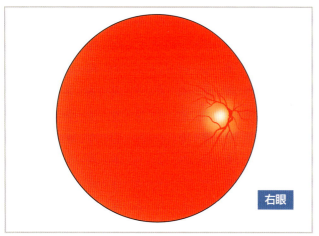

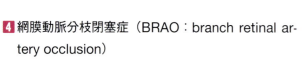

● 硝子体出血

3 網膜中心動脈閉塞症（CRAO：central retinal artery occlusion）

- 網膜中心動脈が詰まると網膜の虚血が起こり，視力が急激に落ちます．網膜は全体的に白く濁り，動脈の著しい狭細と白線化がみられます．網膜中央の黄斑部中心窩だけは白く濁らず，正常に近い赤い色が残ります．国家試験のときに勉強した，あの有名なcherry-red spotです．片眼性の急激な視力低下ではこの疾患が否定できるか確認しましょう！網膜中心動脈の閉塞は，脳梗塞と同様，時間との勝負なので，可能なかぎり早く眼科医に相談すべき疾患です．プライマリケアにおいては，この見極めは重要だと思われます．

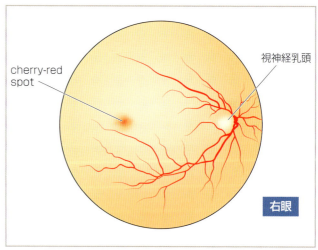

● 網膜中心動脈閉塞症

4 網膜動脈分枝閉塞症（BRAO：branch retinal artery occlusion）

- 一方，網膜動脈分枝閉塞症は，塞栓が網膜動脈の分枝部に詰まったもので，その支配領域が扇型に白くなります．

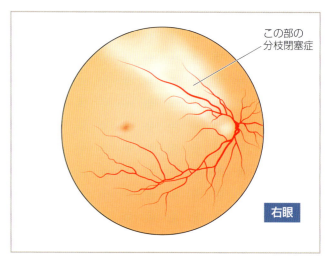

● 網膜動脈分枝閉塞症

症状：飛蚊症

- 飛蚊症を主訴として来院されても，明らかな異常所見がないことも多く経験します．眼底では，網膜剥離の初期段階としての網膜裂孔の有無を確認しましょう．剥離（裂孔）の好発部位は，網膜周辺部であることが多く，散瞳し倒像鏡でないと見にくいかもしれません．若年者ではアトピー性皮膚炎の合併や近視が強い場合は裂孔による網膜剥離のリスクが高いので，しっかり確認しましょう．なお，硝子体出血や，後部硝子体膜の剝離が原因で飛蚊症を呈することもあります．

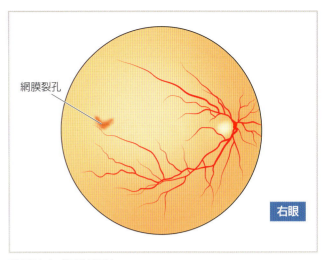

● 飛蚊症（網膜裂孔）

疾患：高血圧

- 高血圧でみるべきポイントは4つです．これらを定期的にフォローアップできれば十分です．
  1. 動脈狭小化
  2. 静脈拡張
     （動静脈は交差部で外膜を共有するため動脈壁が硬化すると，結果的に静脈を圧迫する）
  3. 出血
  4. 白斑

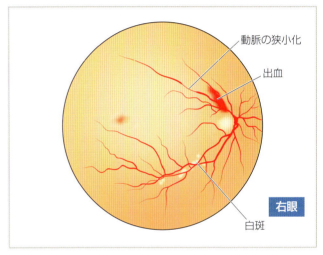

● 高血圧性網膜症

疾患：糖尿病

- 糖尿病でみるべきポイントは2つです．この所見は，網膜の毛細血管レベルでの虚血によりもたらされた結果です．症状が出現する前に，レーザーによる加療が必要になります．
  1. 出血
  2. 白斑

レーザー治療の適応

毛細血管レベルでの詳細な虚血の把握はスリットランプや倒像鏡だけでは把握しきれないため，蛍光眼底造影検査を行い，適応を判断しています．

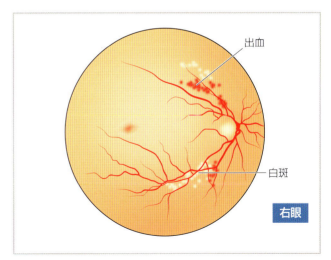

● 糖尿病網膜症

> 疾患：緑内障

- 緑内障でみるべきポイントは4つです．眼底以外に視野の変化も聞くようにしましょう．
    1　視神経乳頭の陥凹の左右差
    2　乳頭の蒼白化
    3　乳頭の線状出血
    4　視神経乳頭周囲の神経線維束の欠損

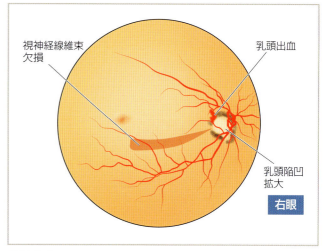

●緑内障

- 最後に，実際の眼科外来に来る患者さんの高頻度な眼底所見を挙げておきましょう．

● 眼科外来でよくみる眼底所見（トップ5）

1. 緑内障の視神経乳頭陥凹
2. 網膜剥離
3. 黄斑変性
4. 硝子体出血
5. 糖尿病網膜症

眼科超音波検査

＼マスターすべき器具／

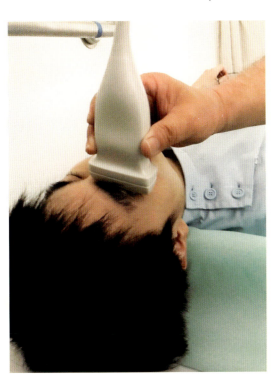

01 | 眼科Bモード

眼科では眼軸長を測定するAモードがありますが，実際のプライマリ・ケアの現場においては，Bモードを用います．リニアプローブで代用可能です．検眼鏡やスリットランプで網膜を観察するのが優先ですが，角膜混濁や硝子体出血で眼底が観察できないときに役立ちます．眼の内側にできた異常な構造物（腫瘍や出血，網膜剥離など）の性質を知るうえで有効です．

7 眼科

THE手技

症例 35歳，男性．網膜剝離の既往あり．野球のボールが左眼に当たり，眼が見えにくいということで来院した．

Aモード（眼軸長を測定する場合）

- 眼科にはAモードとよばれるエコーがあり，主に白内障の術前でレンズの選択に用いています．

STEP 1 点眼麻酔薬を滴下します（図❶）．

STEP 2 角膜表面にプローブをあて（図❷），眼軸長を測定します（図❸）．

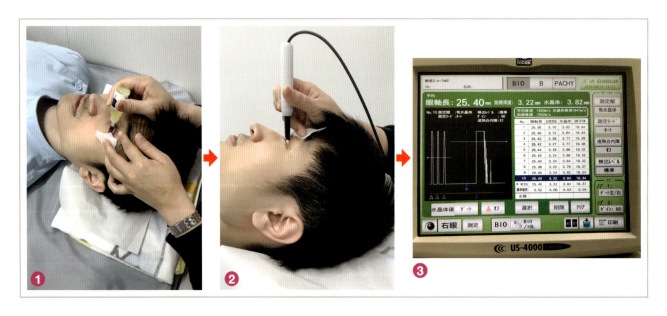

Bモード（眼球内部を観察する場合）

- 眼球外傷など，出血や炎症がある場合は，倒像鏡やスリットランプによる網膜の確認が困難となるため，Bモードを用います．網膜剥離の有無がチェックできたら十分です．

STEP 1　プローブを眼瞼の上からあてる

- 閉じたまぶたの上に測定用のプローブを置き，眼球の内部を観察します．ゼリーは通常量でかまいません．この際，圧迫しすぎないよう，患者さんに適宜確認をしながら検査をすすめましょう．

STEP 2　眼球内容の観察

- 前眼部はBモードでは観察しにくく，硝子体と網膜の所見をみていきます．網膜剥離，出血，増殖膜の有無をチェックします．眼内の異物や，眼窩内腫瘍の検索にも使います．視神経までは確認できます．

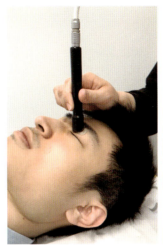
● 眼科Bモードプローブの場合

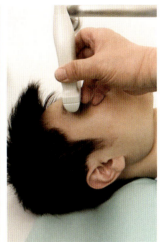
● リニアプローブの場合

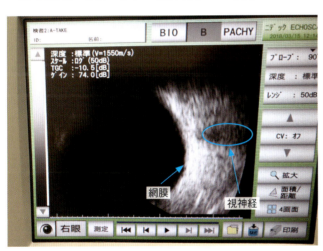
● 眼科Bモードを用いた画像

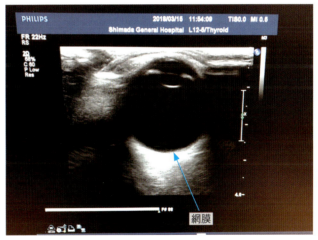
● リニアプローブを用いた画像

STEP 3　ドップラーをかけてみる

- 表面より4〜50 mmの付近で眼動脈が確認できます．ドップラーをかけてみることも可能です．

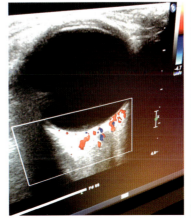
● 視神経に伴走する眼動脈の同定

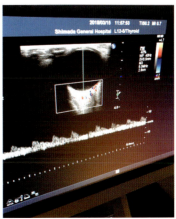
● ドップラーで眼動脈の血流を確認

8 耳鼻咽喉科

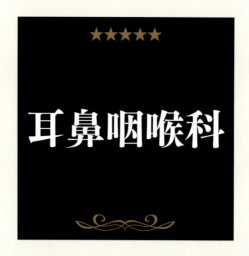

　ぎっしり詰まった耳垢，止まらない鼻血，まっ赤に腫れた扁桃周囲膿瘍，耳鼻咽喉科領域ではたくさんの怖い経験があるのではないでしょうか？耳や鼻や喉といった，狭くて深い場所に，どうやって耳鼻咽喉科医は入り込んで手技をするのでしょうか？

　耳鼻咽喉科には耳，鼻，喉に特化した専用の器具が数多くあります．それぞれ手技がしやすいように作られているため，その器具を使わない手はありません．18 G で代用しよう，などといった考えはさっさと改めましょう．「弘法筆を選ばず」とは手慣れた耳鼻咽喉科医にのみ当てはまる言葉です．

　耳鼻咽喉科は解剖学的にも奥が深い領域ですが，器具の使い方をマスターし，耳や鼻，喉の視野を確保できれば，目で見える疾患に早変わりです．耳垢，鼻血，膿瘍など，敵をよく見て，戦う武器を使いこなせれば，耳鼻咽喉科の手技は上達したも同然です．

耳鼻咽喉科手技 TOP 4

1. 鼻出血の止血処置
2. 耳垢除去
3. 異物除去
4. 扁桃周囲膿瘍の切開排膿

鼻出血の止血処置

顔中血だらけになっていたらお互いに焦ってしまうもの，
冷静にしかも早めに対処が必要です．

＼マスターすべき器具／

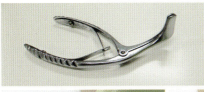

01 | 鼻鏡

学校健診の時に鼻の穴をくいっと広げられたあれです．鼻の中を見るためにあると便利です．鼻毛があって中が良く見えないということがなくなります．キーゼルバッハ部位からの出血であれば，止血部位がしっかり確認できます．

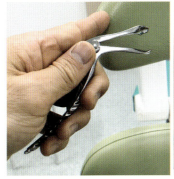
よい持ち方

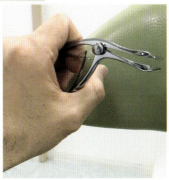
悪い持ち方

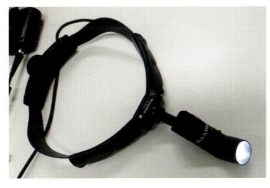

02 | ヘッドライト

ペンライト，懐中電灯でも代用できますが，両手が使えるようになるのであると便利です．左手で鼻鏡をもち，鼻を広げて右手で吸引したり詰め物を挿入します．ホームセンターで3,000円台のものでも代用可能です．

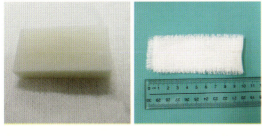

03 | 可吸収性止血剤，軟膏付きガーゼ

圧迫止血できた後に挿入しておくと再出血の可能性が低くなります．サージセル®，スポンゼル®，ゼルフォーム®などがあります．生理食塩水に浸して創部に貼付します．ガーゼを挿入する際には抗生剤含有軟膏を塗布したガーゼを用いるとよいでしょう．また，ガーゼ挿入後は，副鼻腔炎の併発や，Toxic Shock Syndrome（TSS）の可能性があるため，抗菌薬を処方します．

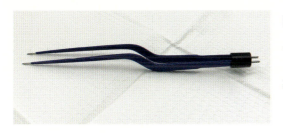

04 | 焼灼器具（バイポーラ）

キーゼルバッハ部位からの出血が確認できれば出血点を焼灼することもできます．鼻の入り口を焼灼しないように注意が必要です．硬性内視鏡を併用すれば奥の出血も焼灼できます．

8 耳鼻咽喉科

THE手技

症例 70代，男性．顔中血だらけでポタポタ鼻出血している状態で外来を受診された．患者さんは家で何度も血圧を測っては，上が180もあると焦っている様子です．さて鼻出血が止まらなくて焦っている患者さんに対してどう対応しますか？

■ まず患者を安静に保つ

- 鼻出血で来院した方はほとんど興奮して血圧が上がっています．血圧が上がっていてはなかなか止血できません．イスに座ってもらい，血圧を測りながら深呼吸してもらいましょう．出血点がはっきりしているにもかかわらず，血圧が高く止血困難な場合があり，その際には降圧薬を使用します．

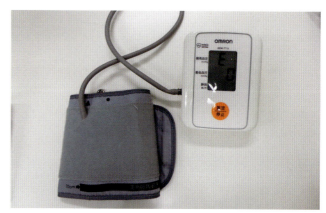

■ 次に出血部位の確認

- 次に出血部位のだいたいの目安をつけます．
- 鼻出血の約90％は鼻中隔前下方部（キーゼルバッハ部位）からの出血です．ここからの出血であれば焦る必要はありません．座った状態で10°くらい下を向いてもらい，鼻からのみ出血しているようなら前方からの出血と考えてよいです．咽頭にたれてくるようなら後方からの出血の可能性もあります．

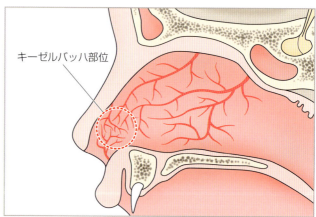
キーゼルバッハ部位

前方からの出血の場合

PLAN A 用手的圧迫止血

- 前方からの出血であれば，座位にて両鼻翼をつまみ，鼻中隔を圧迫するようにやや強めにおさえます．まずは何も挿入しないでおさえるだけです．子どもであれば3分，大人では10分間ゆるめずにおさえれば，ほぼ止まります．抗凝固剤を内服していると，おさえただけでは止まらないこともあります．

患者指導
- 上を向かない→血液がのどに流れ込み，嘔吐することがあります．
- 口でゆっくり呼吸してもらう→息を止めると血圧が上がります．
- 口に流れ込んできた血液は口から膿盆に出してもらう．

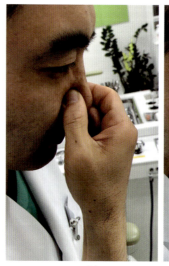
よい例

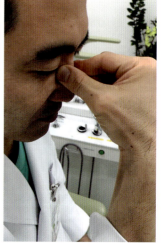
悪い例

174

PLAN B ボスミン®綿球による止血

- 用手的圧迫止血でも止まらないときはボスミン®をつけた綿球を鼻前庭（鼻毛の生えているところ）より奥に入れ、鼻翼を再度圧迫します．これで止まったら綿球はそのままでよいので、早めに耳鼻科受診を勧めます．

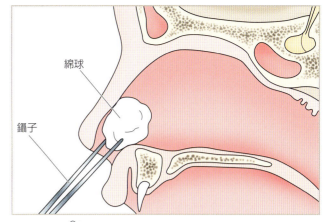

● ボスミン®綿球による止血

PLAN C ガーゼタンポンによる止血

- キーゼルバッハ部位以外の奥からの出血のときはなかなか止まらないので、無理せず耳鼻科受診を勧めます．耳鼻科受診がすぐにできないときは抗生剤含有軟膏を塗布したガーゼを鼻内に詰め込んでいきます．のどに落ちない程度に入れていきます．

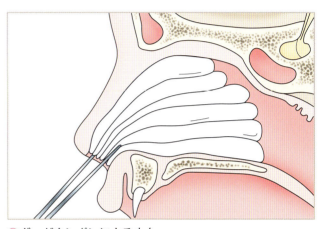

● ガーゼタンポンによる止血

① ガーゼを折りたたむ

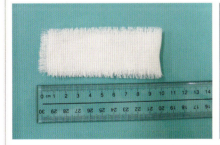

② 抗生剤含有軟膏をつける

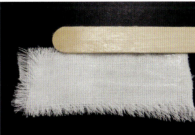

③ ガーゼを鑷子でつまんで鼻に詰める

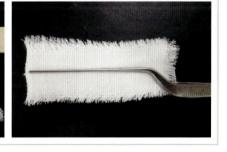

PLAN D 灼熱止血

- 出血量が多いとき、出血を繰り返すときは出血部位が確認できれば焼灼止血します．4％キシロカイン®とボスミン®を浸したガーゼを出血部にあてて20分くらい表面麻酔します．その後バイポーラ、モノポーラ、アルゴンプラズマなどで焼灼します．

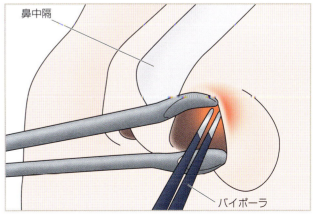

● 灼熱止血

後方からの出血の場合

PLAN E　バルーンによる止血

- キーゼルバッハ部位の出血でなければ出血部位を確認するのは、耳鼻科の内視鏡を用いないと困難です。
- ガーゼ挿入にても止血しないときは鼻腔後方からの出血を考え、止血用バルーンを挿入します。ない場合には、尿道バルーンで代用することもできます。しかしながら、後方からの出血は止血困難なことが多く、われわれ耳鼻科医は硬性内視鏡を用いて止血しています。

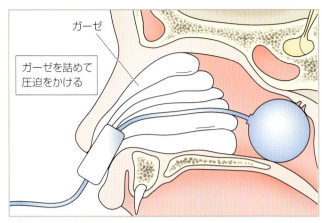

●バルーンによる止血

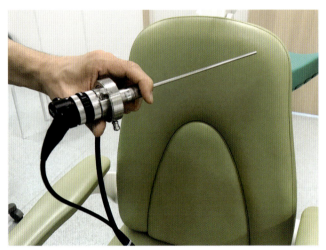

●硬性内視鏡

■最後に患者指導

- 鼻出血を起こしにくくするためのアドバイスを患者さんに対し行いましょう（表❶）。

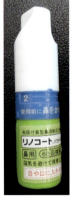

●点鼻薬

表❶　鼻出血を起こしにくくするために患者さんへのアドバイス

鼻をかまない	鼻汁がでるようなら薬で鼻水を止めましょう．
鼻を乾燥させない	キーゼルバッハ部は乾燥した空気が入ってくると乾燥してびらんを起こします．
血圧のコントロール	高血圧が鼻出血を起こしやすくするというエビデンスはありませんが、血圧が高いと出血したときに止まりづらいので下げたほうがよいでしょう．
点鼻	点鼻薬の中には鼻出血を起こしにくくするものもあるので、使ってみるとよいでしょう．

耳垢除去

単純な疾患ですが耳垢がたまってくると聞こえが悪くなったり，かゆくなったりと意外と厄介です．

＼使用する器具／

01 | 耳鏡

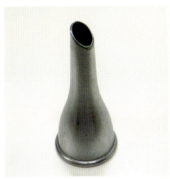
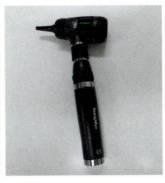

学校健診の時に耳の穴に入れられたあれです．耳の中を見るためにあると便利です．耳の外側には毛が生えているので中がよく見えないということがありますが，耳鏡を使うと毛が生えているところを超えて奥が観察できます．奥に入れすぎると痛みが生じますので注意が必要です．

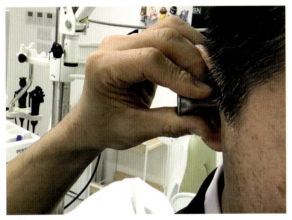

耳鏡の持ち方

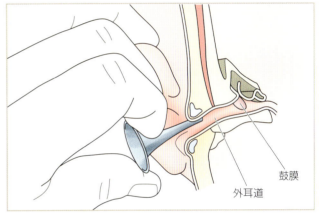

鼓膜
外耳道

02 | 耳垢鉗子/耳処置用麦粒鉗子

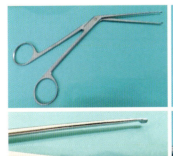
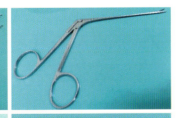
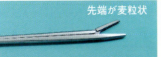

先端が麦粒状

大きい耳垢には耳垢鉗子が便利です．細かい耳垢は取りづらいです．
細かい耳垢を取るのには耳処置用麦粒鉗子が便利です．外耳道に触れると痛みます．

03 | 耳洗銃

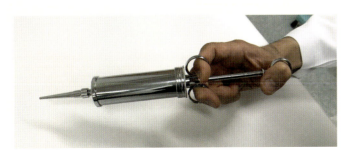

シリンジで代用することも可能です．

8 耳鼻咽喉科

THE手技

症例 左耳が聞こえにくく，家族が耳を見てみるとぎっしり耳垢が詰まっている様子だった．耳かきや綿棒で試みるも耳垢は取れず，外来を受診した．

>>> 解剖学的知識

■ **外耳道の構造**

まずは外耳道の構造を頭に入れておきましょう．
外耳道はまっすぐではなく外方から後上方に弯曲し，真ん中からは前下方に弯曲しています．つまり前下方に山があるような状態です．真ん中より奥は外耳道骨部といい，皮膚直下に骨があり触るだけで痛みが走ります．ここを触らないようにするのがコツです．
また，入口部も曲がっていますが，耳介を後上方に引くことによってまっすぐになり，処置しやすくなります．

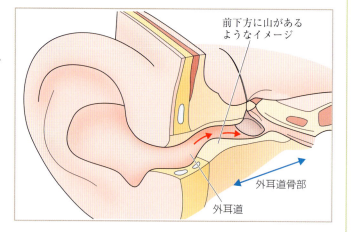

■ **耳垢のできかた**

外耳道皮膚は鼓膜の中央からでて鼓膜を外側に動き，外耳道を徐々に外側に進んでいきます．外耳道入口部に近づくと乾燥，剥離して耳垢となります．耳垢は外側にしかないことが多いです．

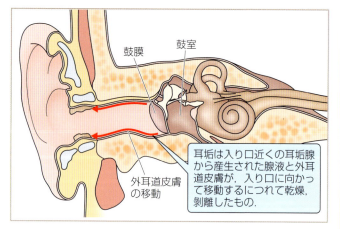

■ **頭部の固定**
- 頭部が不安定だと危険なので，動いてしまう可能性がある場合には介助者に固定してもらいます．
- 小児の場合は右図のように手と足と頭を抑える必要があります．

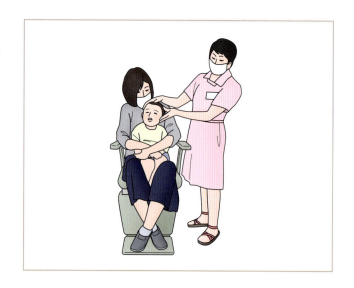

乾性耳垢の処置

- 外耳道外側から少しずつ耳垢を除去していきます.
- 外耳道壁には顔面神経,迷走神経,三叉神経,耳介側頭神経が走っており,外耳道壁の刺激により咳嗽や血圧変動をきたすことがあるため,なるべく外耳道壁に触れないようにします.

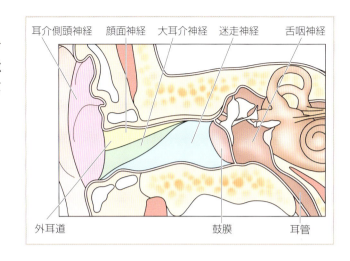

外耳道骨部の耳垢の場合

- 外耳道骨部にまで落ち込んでいる耳垢については細い吸引管で吸引できることもありますが,違和感などの症状がなければ放置しておいて問題ありません.
- 耳垢が鼓膜に当たっていると音が響いたり,違和感がでることがあります.耳鼻科医に任せるか,後述の PLAN B の耳垢水を使えば溶けてなくなることが多いです.

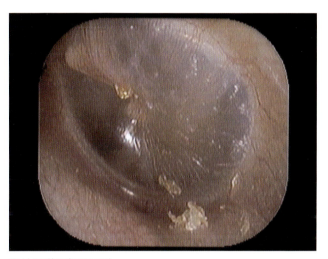

●外耳道骨部の耳垢

耳垢栓塞の場合

PLAN A 耳垢鉗子

- 耳垢が耳栓のようにぎっしり外耳道に詰まっていることがあります(耳垢栓塞).手前のつかめるところを鉗子でつかんでゆっくり引っ張ってみます.痛みがなく少しずつ引っ張れるようであれば,そのままゆっくり引っ張り除去します.痛みがあるようならそこでやめます.
- 奥がどのような状況になっているかわからないので,無理に引っ張るのはやめましょう.鼓膜が破れたり,外耳道が傷ついて出血する恐れがあります.

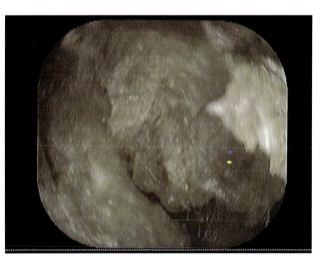

●耳垢栓塞

PLAN B 耳垢水・点耳薬

- 耳垢が固まって除去できないときは耳垢水を使います．
- 耳垢水は鼓膜穿孔がある場合は禁忌となっていますので，以前鼓膜穿孔がないと確認した人に使います．
- 確認ができていないときはリンデロン®やタリビット®などの点耳薬で少しずつ柔らかくしていくのが無難です．

耳垢水の使い方

- 使う前には手のひらで人肌程度に温めましょう．冷たいままだとめまいがします．
- 1日2回，2〜3日使いましょう．
- 垂らす側を上にして横になるか机の上に頭を置き，1回5滴くらい垂らしてそのまま5分くらい置きます．
- 注意：耳垢がふやけるので耳閉感が強くなることがあります．

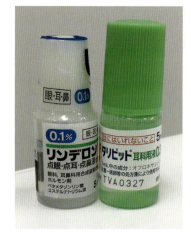
●点耳薬

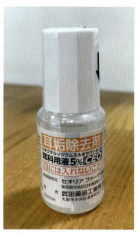
●耳垢水

- 耳垢水で十分耳垢が柔らかくなっていれば，吸引で除去できます．
- 外側だけ柔らかくなっていて奥は固い場合は，柔らかくなったところだけ除去して，また耳垢水を使ってきてもらいます．これを4〜5回繰り返してやっと除去できることもあります．

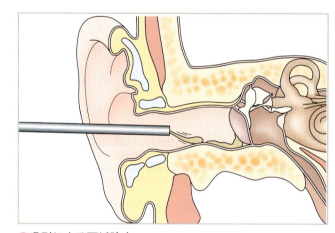
●吸引による耳垢除去

PLAN C 耳洗浄

- 37度に温めた生食または水を耳内に注入して耳の中を洗浄すると耳垢を除去できたり，固くなった耳垢を柔らかくしたりできます．

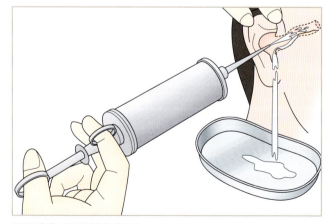
●耳洗浄（耳洗銃を使用）

湿性耳垢の処置

- 湿性耳垢は遺伝といわれており，日本人の10〜20％は湿性耳垢といわれています．湿性耳垢の方は耳垢がたまりやすく，定期的に除去しなければなりません．

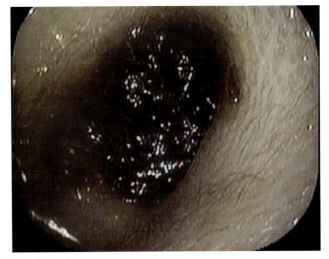

●湿性耳垢

PLAN A　耳垢鉗子

- 塊があるようであれば，奥に押し込まないように注意しながら耳垢鉗子で除去しましょう．
- 塊がなく壁に少しついている程度であれば中央から綿棒を入れ，そーっと掻き出すようにすれば除去できます．

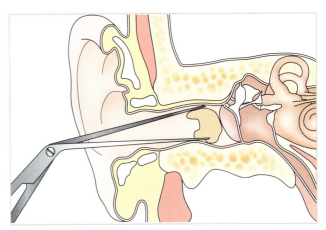

●耳垢鉗子による耳垢除去

PLAN B　耳垢水・耳洗浄

- 湿性耳垢が固まってしまった場合も，耳垢水や耳洗浄を使って除去します．

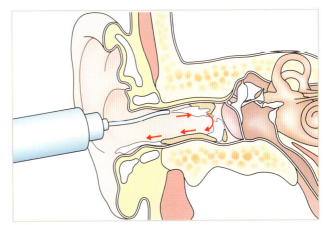

●耳洗浄（シリンジを代用）

3 異物除去

すぐに除去できることも多いですが，場所や物によっては困難なこともあります．
押し込まないように注意が必要です．

＼マスターすべき器具／

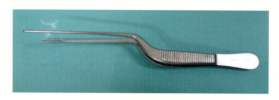

01 | 鑷子

まずはどこでもあるような鑷子で摘出を試みましょう．いわゆるピンセットです．先がツルツルのものは避けましょう．うまくつかめないと奥に入ってしまうこともあるので慎重に．

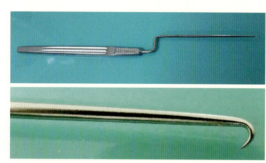

02 | 耳用小鈎

耳鼻科では耳用小鈎という道具を用いて除去します．異物と外耳道の隙間から奥に入れてひっかけて除去します．凸部を外耳道壁に向けないことが大切です．
鼻腔異物にも用います．

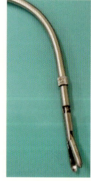 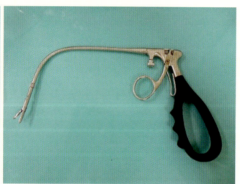

03 | 喉頭鉗子

喉頭異物を摘出する器具です．先端は角度を変えられるようになっています．患者自身に舌を前に引っ張ってもらい大きく口を開けて間接喉頭鏡で観察しながら摘出します．胸を張るような体勢になると喉頭まで見えるようになります．

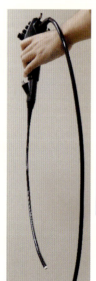 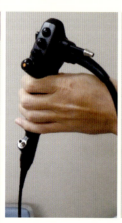 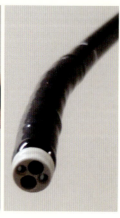

04 | 生検用内視鏡

内視鏡先端から鉗子が出て内視鏡観察下に咽喉頭異物を摘出できます．上部消化管内視鏡でも代用できます．上部消化管内視鏡ではバスケット，オーバーチューブなどを用いてPTP（press-through-pack）などの異物も摘出できます．鉗子操作には助手が必要です．

THE手技

外耳道異物

■ まず異物が直視できるか確認
- 外耳道異物はほぼ子どもです．BB弾などのおもちゃや種を入れてしまうことが多いです．動かないように介助者に頭部を固定してもらい観察します．

PLAN A　耳垢鉗子や吸引による除去
- BB弾のような外耳道にはまっている異物の除去方法は，いくつか選択肢があります．耳垢鉗子，吸引管です．また瞬間接着剤を楊枝の尖っていないほうの持ち手の先につけて，異物を取り出す方法もあります．

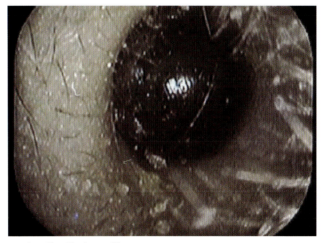
● 外耳道異物（BB弾）

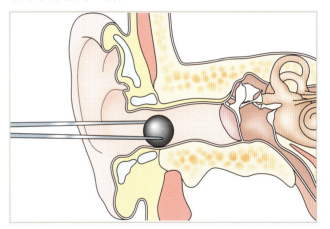
● 耳垢鉗子による異物除去

PLAN B　洗浄による除去
- 37度に温めた生食20 mLを外耳道に注入して，洗い流すようにして摘出できることもあります．うまくつかめないときは有用です．鼓膜穿孔がないことを確認します．

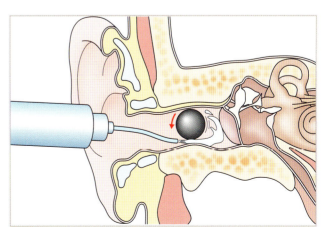
● 洗浄による異物除去

PLAN C 耳用小鉤による除去

- 異物と外耳道の隙間が少しでもあれば，耳用小鉤を用いればつかめないものでも除去できます．頭が動いてしまうと外耳道をひっかけてしまい出血してしまいますので，頭部の固定が重要です．一度出血すると血液で視野が悪くなるだけでなく，外耳道壁が腫脹してくるので摘出が困難になります．
- これでも除去できないときは全身麻酔下の除去を検討します．

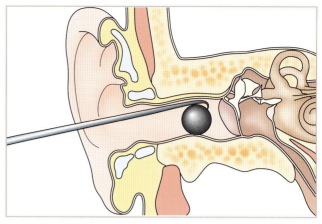

●耳用小鉤による異物除去（外耳道）

生き物の場合

- 虫が入ることもあります．虫は大人に多いです．
- 生きている場合には前にしか進めない虫は，外耳道の奥や鼓膜にぶつかって，激しい痛みを起こします．キシロカイン®をスプレーすると動かなくなり，痛みも軽減します．その後，耳垢鉗子，鑷子などで摘出します．

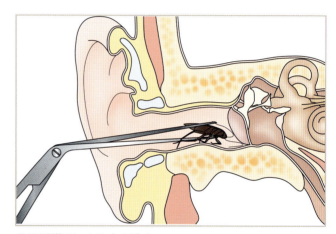

●耳垢鉗子による虫の除去

鼻内異物

■ まず直視できるか確認
- 鼻内異物もほぼ子どもです．
- BB弾などのおもちゃや種を入れてしまうことが多いです．動かないように介助者に頭部を固定してもらい，鼻鏡で観察します．

PLAN A 耳垢鉗子，鑷子，吸引管による除去
- しっかり確認して耳垢鉗子や鑷子，吸引管で除去できそうなら試みます．奥に押し込まないよう注意します．奥に入ると，のどに落ちて誤嚥の可能性もあります．

PLAN B 鼻息で吐き出す
- 手前にある場合には，鼻をかむ要領で，鼻から勢いをつけて息を吐き出せば取れることもあります．

PLAN C 耳用小鈎による除去
- 鼻水ですべって取りにくいような場合は，やはり耳鼻科では耳用小鈎を用いて除去します．
- 異物の隙間から奥に入れてひっかけて除去します．やはり頭部の固定が重要です．

※奥に入ってしまっていて前方から見えないときや除去できないときは，全身麻酔下の除去を検討します．

- ボタン型電池は組織の腐食を起こすため，早期の摘出が必要になります．外来で摘出困難であれば早めに全身麻酔に切り替え，摘出します．摘出後は頻回の洗浄と感染予防のため，抗菌薬の投与が必要です．

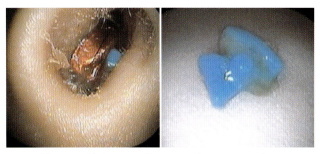
●耳垢鉗子にて摘出したおもちゃのプラスチック片

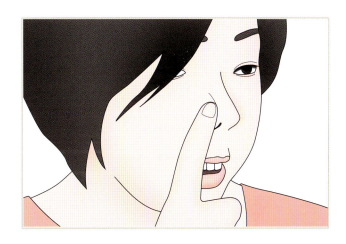

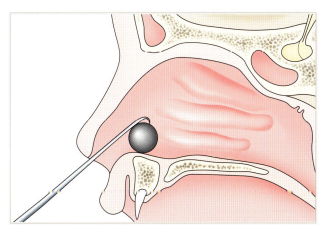
●耳用小鈎による異物除去（鼻内）

咽喉頭異物

咽喉頭異物は大人も子どもも起こります．

魚の骨が多いですが，大人では義歯やPTPなどもあります．

子どもの場合は同様に動かないように介助者に頭部を固定してもらい，観察します．

■ 子どもの場合

子どもは口蓋扁桃が大きいため，口蓋扁桃に刺さっていることが多いです．異物を確認できて鑷子などで除去できそうなら試みます．

小児の場合は口蓋扁桃になく，痛みが少なくなってきていれば翌日まで経過をみても大丈夫です．痛みが同じように継続していれば，刺さっている可能性が高いです．再度確認できなければ，耳鼻科に依頼しましょう．

■ 大人の場合

大人の場合は口蓋扁桃，舌根扁桃に刺さりやすく，喉頭，下咽頭，食道入口部にも刺さることがあります．

喉頭鉗子，生検用内視鏡にて確認して摘出できそうなら，そのまま摘出します．

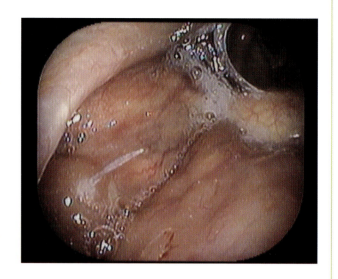

扁桃周囲膿瘍の切開排膿

＼マスターすべき器具／

01 シリンジと針

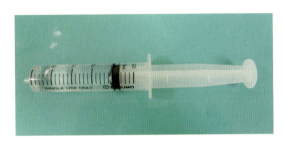

23Gがあると便利です．開口障害があることが多いのでシリンジは小さめのものがよいです．

02 扁桃周囲膿瘍切開刀

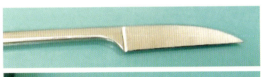
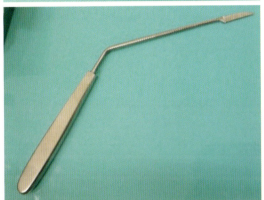

扁桃周囲膿瘍用の切開刀があればこれを使います．切れすぎないのが特徴です．切るというより突き刺して膿まで到達し，開放するイメージです．

03 尖刃のメス

扁桃周囲膿瘍用の切開刀がなければ尖刃のメスを使って切開します．尖刃は力を入れなくても切れていくので切りすぎに注意しましょう．周囲組織を損傷する可能性があるだけでなく，炎症部位なので出血が多くなります．

04 ペアン

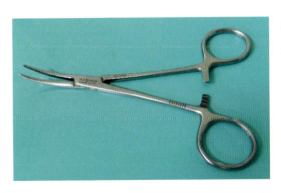

切開刀やメスで切開後に鈍的に傷を広げて排膿します．

THE手技

症例 25歳，男性．昨日から水が飲めなくなり，ヨダレを垂らしながら外来を受診した．声もなんとなく出にくくなっており，口も開けにくいという．

STEP 1 扁桃周囲膿瘍の診断

- 口蓋扁桃の感染が周囲に広がって口蓋扁桃の周りに膿瘍形成をした状態です．まれに両側もあると報告されますが，ほとんどは片側です．片側だけ腫れるので左右差でみるとわかりやすいです．
- かなりのどを痛がっていて，こもり声をしていたら扁桃周囲膿瘍か急性喉頭蓋炎の可能性が高いです．開口障害を伴うことも多いです．軟口蓋に発赤，腫脹の左右差がなければ急性喉頭蓋炎を疑ってください．

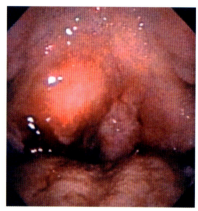
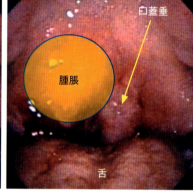
● 扁桃周囲膿瘍

STEP 2 扁桃周囲膿瘍の穿刺

- 左右どちらかの軟口蓋に発赤，腫脹があったら扁桃周囲膿瘍の可能性があります．腫れているだけで膿がたまっていない扁桃周囲炎の可能性もあります．一番腫れているところまたはChiari点・Thompson点を細めの針で穿刺します．陰圧をかけながら垂直に刺し，膿が吸引できるかみます．2回穿刺して膿が引けなければ扁桃周囲炎の可能性を考え，抗菌薬を投与します．

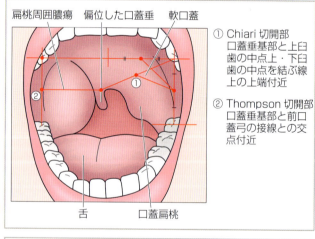

① Chiari 切開部
口蓋垂基部と上臼歯の中点上・下臼歯の中点を結ぶ線上の上端付近

② Thompson 切開部
口蓋垂基部と前口蓋弓の接線との交点付近

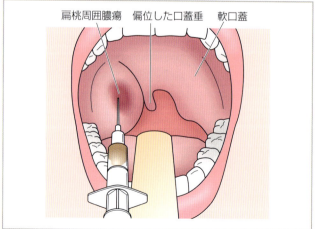
● 扁桃周囲膿瘍穿刺

STEP 3 扁桃周囲膿瘍の切開

- 穿刺して膿が吸引できた部位を切開します．吸引のみしておけば切開しなくても抗生剤で治ることも多いので，切開は耳鼻科医以外はしなくてもよいです．

【耳鼻科医による切開の実際】

- 1% キシロカイン® E で局所麻酔します．扁桃周囲膿瘍用の切開刀があればこれを使います．なければ尖刃のメスを使って切開します．必ず内側に刃を向けて切開します．
- 切開刀やメスを垂直に入れ，排膿があればペアンなど鈍的に傷を広げて排膿します．
- 抗生剤を継続しながら，翌日創部を再開放して排膿します．翌日はペアンなどで鈍的に行います．
- 膿瘍がなくなるまで毎日繰り返します．

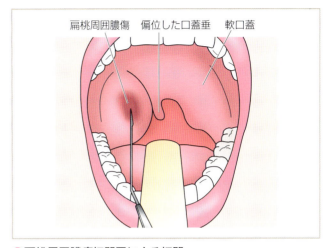

● 扁桃周囲膿瘍切開刀による切開

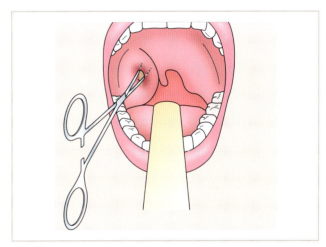

● ペアンによる排膿

- 膿瘍を放置しておくと深頸部膿瘍になることがあります．まれですが下極型の扁桃周囲膿瘍があり，軟口蓋がほとんど腫れずに口蓋扁桃下極が腫脹していることがあります．怪しいときは CT などで膿瘍形成を確認するとよいでしょう．

9 皮膚科

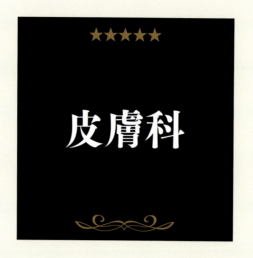

　携帯電話にカメラがついて，一番効果を発揮しているのが遠隔皮膚科診療ではないでしょうか？写真だけの診断で，かなり多くのことがわかるようになった一方で，どうしても総合診療医の手技が必要な皮膚科分野が顕在化されました．

　白癬などの真菌感染症は，グラム染色と同様，自分で糸状菌検査をしてから抗真菌薬を出せるようになりたいものです．足の裏の悪性黒色腫（メラノーマ）など，一般的な皮膚癌も診断のための手技はできるようになって損はありません．陥入爪の処置はどうしても「痛そう」というイメージでしたが，この章で紹介されている手技は，総合診療医向けの手技といえるでしょう．

　皮膚科学は，研修医の頃に習った後は，しっかりと皮膚科医から教わる機会はあまりないのではないでしょうか．もう一度研修医に戻ったつもりで，皮膚科を勉強するのも面白いと思います．

皮膚科手技 TOP 5

1. 糸状菌検査（水虫・爪白癬）
2. ダーモスコピー検査（悪性黒色腫〈メラノーマ〉の鑑別）
3. 粉瘤の切開排膿（炎症性粉瘤）
4. 褥瘡のポケット切開
5. 陥入爪の処置

1 糸状菌検査（水虫・爪白癬）

＼マスターすべき器具／

01 | 顕微鏡

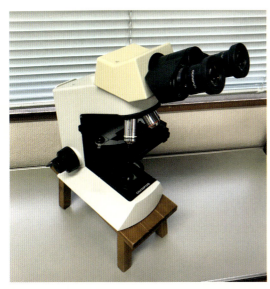

糸状菌検査に必ず必要なのが顕微鏡です．最初は真菌の区別がなかなかつかないものですが，何度か覗いて，慣れてくれば簡単に見つけることができるようになります．10×10（100倍）で見られれば十分です．

02 | メス（検体採取用）
（刃は切れないように鈍的に加工）

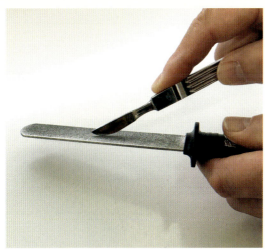

通称鈍メスとわれわれは呼んでいます．皮膚が切れないように，わざと先端を鈍にしておいて，皮膚片を採取するのに使います．なければ，先が丸くて，刃も鈍く，擦っても皮膚が傷つかないものがよいでしょう．

03 | 鑷子（検体採取用）

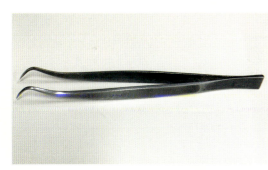

これも皮膚採取に使用します．遊離傾向の皮膚を採取するのに使用します．この場合は「鈎（こう）」が無いものがよいです．

9 皮膚科

THE手技

症例 訪問診療で毎月診ている患者さん．足の皮が剥けるため，「ちょっと診てもらえませんか？」と言われた．どうしますか？

- 足の皮が剥けていたら，まず水虫を疑いましょう．水虫というと，痒い，という印象がありますが，痒くなくても水虫であることは多くあります．

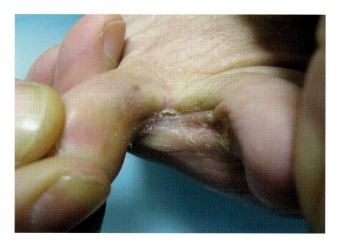

- 爪は，肥厚・白濁していたら爪白癬を疑いましょう．

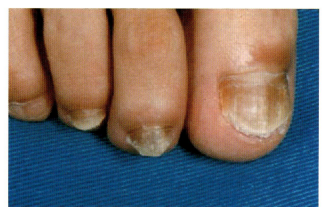

STEP 1 検体を採取

- まず，指間・趾間の浸軟があれば，その皮膚を採ります．剥けている皮を採るのではなく，できれば皮膚にまだついている，比較的新しい皮を採るのがポイントです．鈍メスか鑷子を使ってみましょう．
- 爪に関しては，爪床（爪の下）のできれば奥のほうから引っ掻いてくるイメージです．採れたらいよいよ確認です！

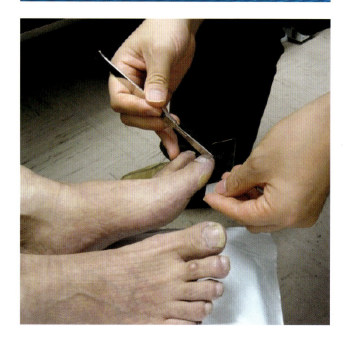

1 糸状菌検査（水虫・爪白癬）

STEP 2　スライドガラスに検体をのせる

- KOH 溶液を垂らし，温めて皮膚を溶かします．顕微鏡は対物レンズを 10 倍にし，開口絞りを絞って，コンデンサーは下げます．
- 薄い皮膚の場合は，温めるだけで溶けるので，鏡検は容易ですが，爪や厚い皮膚はすぐには溶けないため，1 日 KOH 溶液に浸けておいてから鏡検することがあります．温め方としては，アルコールランプやライター，ホットプレートにのせるやり方もあります．ライターだったら，5 秒もあれば十分です．

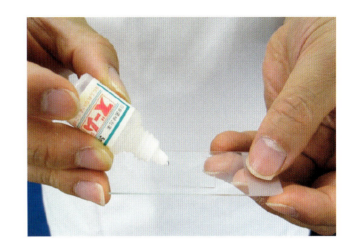

糸状菌の顕微鏡写真

靴下を脱いですぐに検体を採取した場合など，糸くずが入っていることがあり，慣れていない方にはそれが糸状菌に見えることがあります．コンデンサーを上下させて，キラキラするものがあれば，それが糸状菌です．また菌が胞子を出している場合は，ツブツブが見えることがあります．

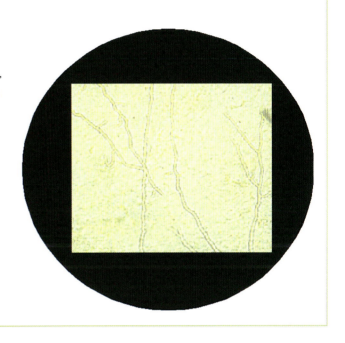

2 ダーモスコピー検査
（悪性黒色腫〈メラノーマ〉の鑑別）

　早期悪性黒色腫を発見することと同時に，不必要な皮膚生検を減らす（悪性黒色腫は生検禁忌です!!）ことが重要です．

　現状では，ダーモスコピーにより色素性病変を100％正確に診断することはできず，病変を細胞レベルで直接観察する病理組織検査がゴールデン・スタンダードです．よく知られているABCDEルールに加えて，ダーモスコピーにより，早期発見，早期治療が可能になりますので，プライマリ・ケアの現場でも使える便利なツールです．

　掌蹠の皮膚病変，黒子（ほくろ）と悪性黒色腫の鑑別に必要な主な所見を説明します．

＼マスターすべき器具／

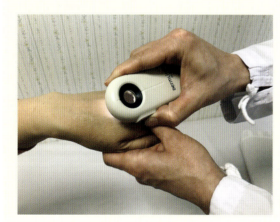

01 | ダームライト®（携帯用）

数多くあるダーモスコピーですが，私は小型で軽量な写真のものを使っています．手軽でそれほど値段も高くありません．しかしながら，写真として記録する場合は，このタイプの上位機種であるダームライト®にスマートフォンをつけて写真を撮っています．ダームライト®は焦点距離をあわせて発光スイッチを押すだけで，病変部を観察することが可能です．

2 ダーモスコピー検査（悪性黒色腫〈メラノーマ〉の鑑別）

THE手技

症例 40代，女性．10年以上も前から足の裏のほくろは自覚していた．毎年少しずつ大きくなっている感じもあったが，特に心配もしておらず放置していた．今回は，受診のついでに聞いてみようと思い，あなたに尋ねてみた．

STEP 1　ABCDEルールをチェック

- ほくろとの鑑別として重要なのが，転移しやすく，悪性度の高い悪性黒色腫（メラノーマ）です．
- ABCDEルールで3項目以上の所見を認めたら可能性を考えます．

●ABCDEルール
- **A**symmetry（非対称性）
- **B**order（境界の不明瞭性）
- **C**olor（色調の濃淡不整）
- **D**iameter（直径6 mm以上）
- **E**levation（隆起性病変）

STEP 2　ダーモスコピー検査

- ダームライト®（携帯用）で色素性病変を確認します．
- parallel ridge patternが検出されれば悪性黒色腫の可能性が強く疑われます（感度86％，特異度99％）．良性と思われる所見でも，フォローしていく必要があるものもあります．
- 不安があれば全摘を考慮して皮膚科医に相談してください．

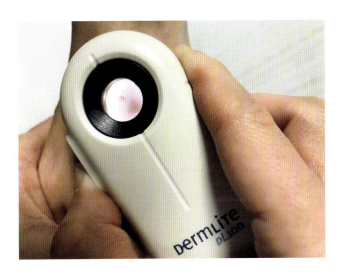

基本的なダーモスコピーの良性パターンと悪性パターン

掌蹠（しょうせき）には指紋があり，皮丘（ひきゅう）と皮溝（ひこう）からなっています．皮溝とよばれる細い筋と，皮溝と皮溝の間で丘のように高くなった皮丘の観察が，色素性病変の診断に役立ちます．

色素性母斑（良性）

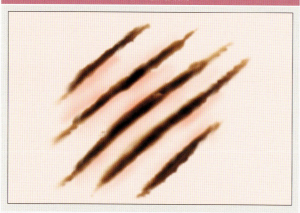

皮溝平行パターン parallel furrow pattern
皮溝に沿った平行な色素沈着が特徴的です．掌蹠の色素性母斑で最も基本的なパターンです．

色素性母斑（良性）

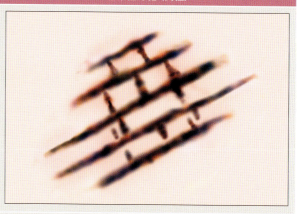

格子状パターン lattice-like pattern
皮溝に沿った平行な色素沈着以外に，それと直交する短い線状沈着が皮丘に加わり全体として格子状（アミダクジ様）に見えるのが特徴です．荷重部位ではない土踏まずで見られることが多いです．

色素性母斑（良性）

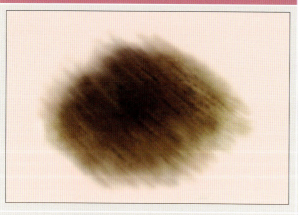

線維状パターン fibrillar pattern
外部からの加重などによって色素が移動した結果，斜めの擦過状に見えます．これは荷重部位に見られます．このパターンは良性であることが多いですが，経過観察が必要です．7mmより大きいものは切除して病理検査をすることがすすめられています．

悪性黒色腫（メラノーマ）

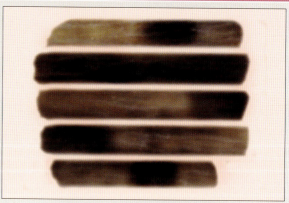

皮丘平行パターン parallel ridge pattern
掌蹠の悪性黒色腫でみられる最も基本的なパターンです．皮丘にまだらな色素沈着を認めます．

3 粉瘤の切開排膿（炎症性粉瘤）

＼マスターすべき器具／

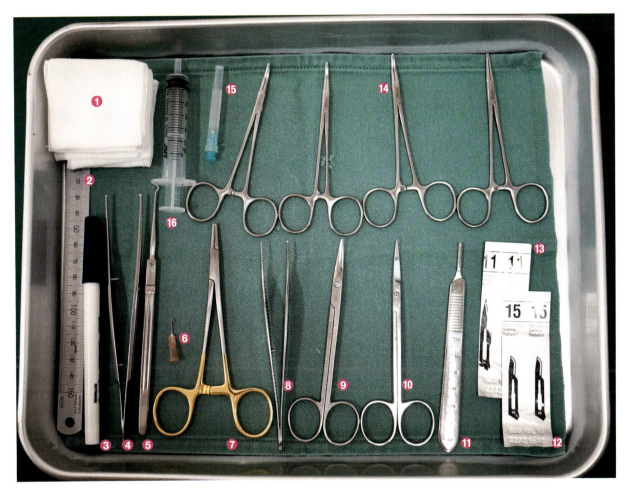

01 | 皮膚手術器具セット

- ★ ❶ ガーゼ
- ❷ メジャー
- ❸ 皮膚マーカー
- ★ ❹ 有鈎鑷子
- ❺ 単鈎
- ❻ 26G注射針で作成した小単鈎
- ❼ 持針器
- ★ ❽ 有鈎アドソン鑷子
- ❾ 剪刀
- ❿ 眼科剪刀
- ★ ⓫ メスハンドル
- ⓬ 15番替刃
- ★ ⓭ 11番替刃（切開用）
- ⓮ モスキート鉗子
- ★ ⓯ 23G注射針
- ★ ⓰ 5ccシリンジ

★印：粉瘤の処置で使用する器具

9 皮膚科

THE手技

粉瘤は，基本的に毛が生える部分にはどこにでもできます．

 症例 70代，男性．背中にできものができたとのこと．シャツに触れるたびに痛いので来院．赤く腫れ上がって痛みがある．

切開排膿の適応
- 粉瘤がパンパンに腫れて，いかにも今すぐに破裂しそう
- 粉瘤の表面に波動を触れる
- また中央が熟れて自壊してきている
- 患者さんが痛くて我慢できない

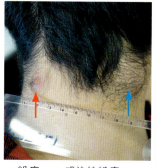 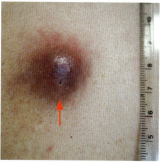

→ 粉瘤　→ 感染性粉瘤

排膿の手順

STEP 1 局所麻酔

- キシロカイン®で局所麻酔をします．この際，切開部のほかに，粉瘤の囊胞壁と皮下組織の間にも局所麻酔をすることができれば，囊胞壁をはがしやすくなります．

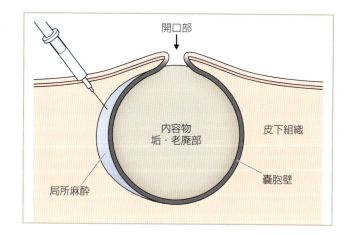

STEP 2 粉瘤の切開排膿

- 11番メスで中央を切開します．このとき，パンパンに腫れている場合には，内容物が吹き出すことがあるので注意が必要です．

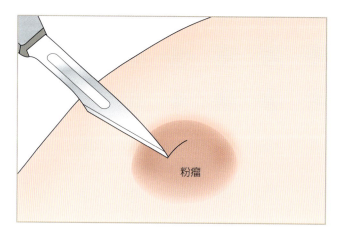

- 内容物を周囲から押し出し，中に粥状のものがある場合には，エイヒで掻き出します．

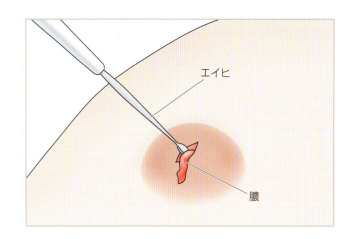

STEP 3　粉瘤の囊胞除去

- 囊胞壁をはがせる場合には囊胞壁も一緒に剝がしとります（←ここで囊胞壁が全部取り出せたら，炎症の再燃は少ない！）．内容物を排出できたら，生理食塩水で内腔を洗います（内容物が出なくなるまで）．

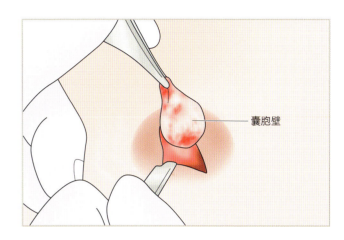

STEP 4　粉瘤の切開排膿後の洗浄

- イソジン®ゲルをコメガーゼにつけ，ゾンデを用いて内部に押し込み，上から圧迫保護をします．
- 翌日にも来院してもらい，内部に詰めたコメガーゼを除去し，内腔を観察します．まだ排膿がある場合は連日洗浄に来てもらいます．洗浄後はイソジン®ゲルもしくはアクリノール®液を染み込ませたコメガーゼを，ゾンデを用いて内部に押し込みます．

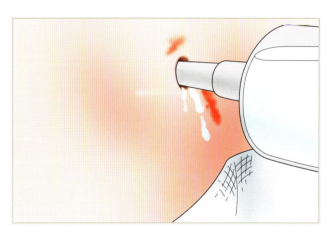

■ 炎症所見がない場合

- 粉瘤ができていても，炎症がなければ，基本的に切開の必要はありません．感染がみられた場合は，まず抗生剤と消炎鎮痛剤の内服をし，炎症を落ち着かせてから粉瘤自体を摘出するのがよいでしょう．炎症があると，囊胞壁が癒着して摘出しにくくなるためです．

4 褥瘡のポケット切開

治りにくい褥瘡の代表的なものの一つがポケットのある褥瘡です．褥瘡の表面は小さな穴でも，思いの外，皮下に深く広く広がっている場合があります．褥瘡でポケットが形成されている場合には，内腔から感染のリスクが高くなるため，切開し，壊死組織を除去することで回復が早まります．

マスターすべき器具

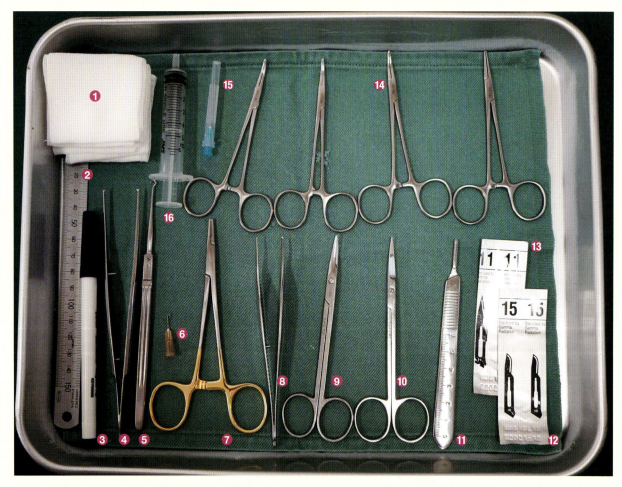

01｜皮膚手術器具セット

- ★❶ ガーゼ
- ★❷ メジャー
- ★❸ 皮膚マーカー
- ★❹ 有鉤鑷子
- ❺ 単鉤
- ❻ 26 G 注射針で作成した小単鉤
- ❼ 持針器
- ★❽ 有鉤アドソン鑷子
- ★❾ 剪刀
- ★❿ 眼科剪刀
- ★⓫ メスハンドル
- ⓬ 15 番替刃
- ⓭ 11 番替刃（切開用）
- ★⓮ モスキート鉗子
- ★⓯ 23 G 注射針
- ★⓰ 5 cc シリンジ

★印：ポケットのある褥瘡の処置で使用するもの

THE手技

症例 80歳．ねたきりで訪問診療をしている．褥瘡がよくならないと連絡がありました．仙骨部の褥瘡は穴は小さいものの，ポケットを形成しているようです．

切開の適応 ◎褥瘡の穴は小さいがポケットが深く広がっており，感染のコントロールがつきにくい場合

STEP 1 ポケットの深度を確認

- ポケットがどのくらいの範囲に広がっているのかを把握することが最初のアプローチになります．ゾンデや鑷子などをポケット内に組織を傷つけないように挿入し，皮膚表面にポケットの範囲をマーキングします．切開する部分をマーキングしたら，キシロカイン®で局所麻酔をします．

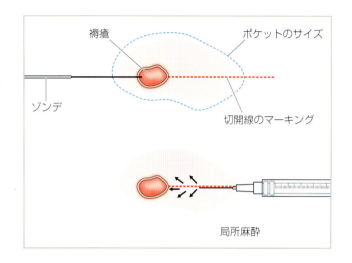

STEP 2 切開

- 15番メスを用いて（もしくは雑剪）ポケットを切開します．このとき壊死組織もあれば除去します．洗浄も十分に行って創面をきれいにします．
- ポケット部分は感染を引き起こすことが多いため，発赤などに常に注意することが必要です．
- 浸出液が多い場合は，アルギン酸塩，アルギン酸Ag，ハイドロファイバー®などのドレッシング材を用いてもよいでしょう．

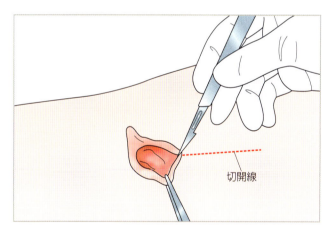

■陰圧閉鎖療法

- ポケット部分の炎症がある程度落ち着いてきたら，陰圧閉鎖療法（NPWT：negative pressure wound therapy）も効果が期待できます．

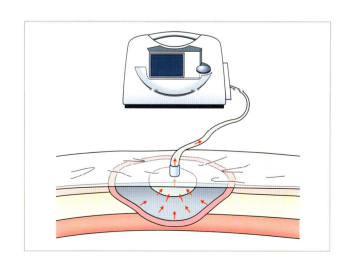

陥入爪の処置

陥入爪の処置は，フェノール法など，痛そうなイメージがありますが，最近では手術をしなくても，爪の矯正を行う方法がたくさん開発されています．疼痛コントロールも重要で，クッション代わりにコットンを詰めたり，柔らかい点滴チューブを挿入したりすることで，痛みがかなり軽減されます．

マスターすべき器具

疼痛コントロール

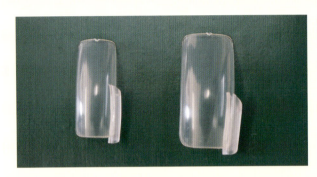

01 | 点滴チューブ

爪の矯正ではなく，疼痛緩和に用います．細いほうは翼状針のチューブ，太いほうは点滴セットのチューブです．

爪の矯正

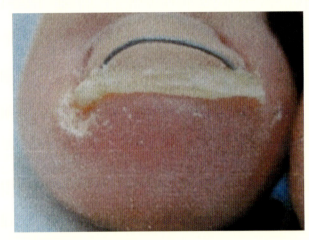

01 | ワイヤー

陥入爪の矯正用に開発された，曲げても元に戻ろうとする形状の超弾性ワイヤーです．2 mm以上伸びた状態で使用します．

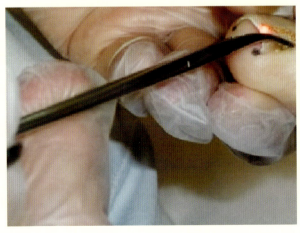

02 | 焼きペアン

ライターなどの火で熱して，半田ごてのように用います．短い爪や薄い爪，基部まで陥入した爪に適しています．

5 陥入爪の処置

THE手技

症例 30代，女性．いつも巻き爪が原因で右足親指が痛くなり，そのつどハイヒールをはかずに運動靴にして様子をみていた．今回は痛みが強くなり，発赤も出現したので，外来を受診した．

- 陥入爪は，第一趾に生じることが多いですが，他の指や趾にできることもあります．爪甲側縁先端（爪角）が周囲にある軟部組織を損傷することにより炎症を生じます．
- 発赤や腫脹，疼痛が生じ，しばしば易出血性の肉芽を形成します．原因は深爪なので，爪甲側縁先端を短く切る治療や抜爪は，一時的に疼痛を寛解させますが，陥入爪の悪化を招くので，現在は行われていません．陥入爪の処置は爪が伸びた状態で行うものばかりなので，決して深爪はしないように患者さんにも説明してください．

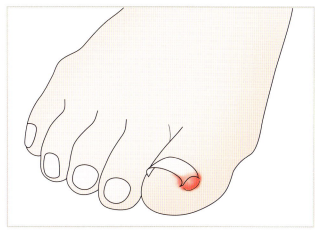
● 第一指の陥入爪

- 陥入爪の処置では，麻酔をせずに一瞬のうちに済ませていますが，患者さんが麻酔を希望される場合や，処置に不慣れで麻酔をしたほうが安心な場合には，趾ブロックや遠位翼状ブロックが効果的です．予防接種やインスリン注射に用いる針付きのシリンジ（30 G前後）で，できるだけゆっくり局所麻酔を行うと痛みがだいぶ軽減されます．

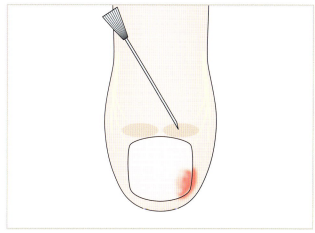
● 遠位翼状ブロック

まずは疼痛コントロールからみていきましょう

PLAN A　コットン

- 軽度の発赤で若干の痛みを伴う場合に適しています．爪甲先端の側縁にコットンやソフラチュール® ガーゼを小さく切って挿入し，爪角がその周囲の軟部組織を損傷しないようにします．

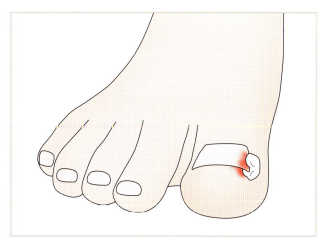
● コットン法

9 皮膚科

PLAN B 点滴チューブ

- 発赤・腫脹に加えて化膿・浮腫・肉芽の形成があり，強い疼痛を伴う場合，爪甲の長さがある程度保たれている場合には，点滴チューブを用いて，クッションがわりにすることもできます．肉芽にステロイド薬を外用し，点滴チューブを1cm程度の長さに切り，縦に切れ目を入れ，爪角側縁に挿入します．アクリル樹脂（接着剤）で固定するとずれにくいです．

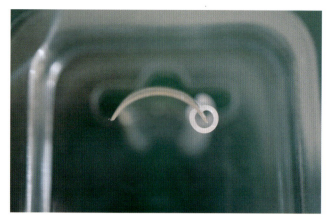

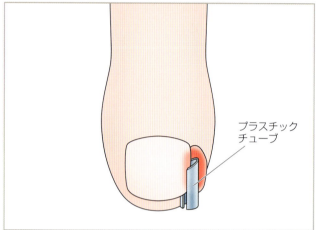

次は爪の矯正です．

爪の矯正

PLAN A 焼きペアン

- 爪甲が厚くない場合，焼きペアンを用いる方法があります．火で熱したペアンを，陥入している爪甲側縁にそって爪母のほうまで挿入し，持ち上げていきます．「半田ごて」のイメージに似ています．熱いので皮膚には触れないようにします．

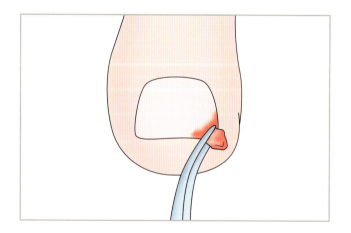

PLAN B ワイヤー

- 爪の変形が強い場合はワイヤーを用います．
- ネイルドリルか23G針で，爪の両端に穴を1箇所ずつ開けます．上から刺すと趾を傷つけてしまう危険性がありますので，下から刺していきます．爪をお湯につけて柔らかくしておいたほうが容易に刺すことができます．

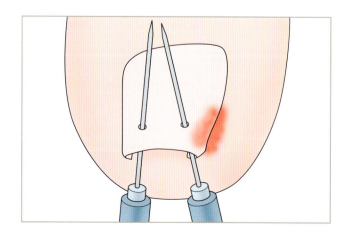

- ワイヤーを通し，逆U字型に折り返して，反対側の穴に通します．

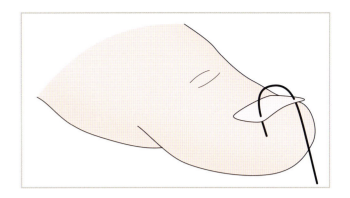

- 爪側縁部でワイヤーを切断し，アクリル樹脂（接着剤）で固定します．1〜2か月毎に新しいワイヤーと交換します．

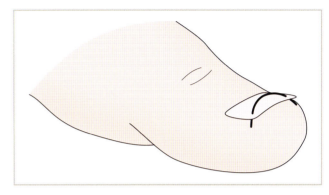

POINT ▶以上，陥入爪の処置について説明しましたが，「爪の矯正」と「疼痛コントロール」を組み合わせると，患者さん自身も痛みが軽減され，安心されると思います．

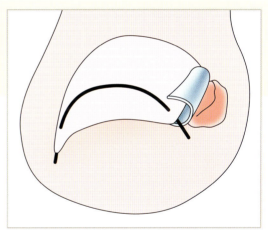

● 点滴チューブとワイヤーの組み合せ

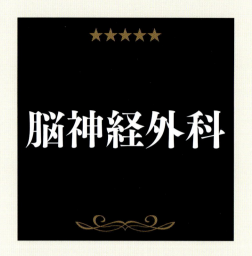

脳神経外科

　脳神経外科は主に頭蓋内と脊椎，末梢神経の疾患を扱います．他科の医師が手技を経験する機会は多くはありませんが，救急や離島・へき地の医療現場では，脳神経外科の手技・治療が求められることは十分に想定されます．

　本章では穿頭術と開頭術の手技を，慢性硬膜下血腫，急性硬膜外血腫と急性硬膜下血腫を症例に挙げて解説します．聞きなれない器具の名前が多く出てきますが，手技の手順を読みながら少しずつ覚えていただきたいと思います．

　また common disease であり治療の流れが変わりつつある急性期脳梗塞に対する t-PA 静注療法を含めた一連の流れと注意事項を説明します．

脳神経外科手技 TOP 3

1. 穿頭術
2. 開頭術
3. t-PA静注療法

穿頭術

局所麻酔下で，頭蓋骨にコイン大ほどの穴をあける手技です．
慢性硬膜下血腫の一般的な手術方法です．
さまざまな手術方法があり，いずれも術後成績は概ね良好で，現在の主流は穿頭ドレナージ術です．
筆者の場合は，無洗浄でドレナージチューブを血腫被膜内に留置して，硬膜下への空気の混入を防ぐようにしています．

穿頭術に用いる物品・器具

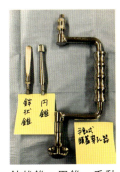
鉾状錐，円錐，手動式頭蓋穿孔器（手回しドリル）

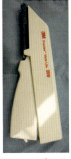
ステープラー

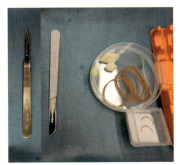
メス（左から11，21番），骨ろう，針

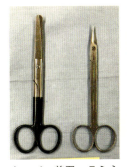
クーパー剪刀，ラミネク剪刀

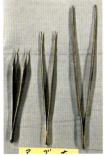
アドソン攝子，ゴールド攝子，有鉤攝子

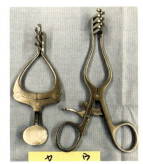
ヤンゼン開創器，ウエイラナー開創器

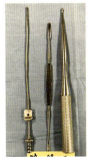
吸引嘴管，ペンフィールド，鋭匙（エイヒ）

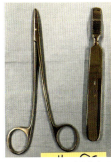
リュウエル（小）（バイヤー），ラスパトリウム（骨膜剝離子）

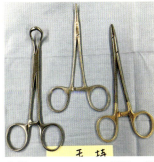
布鉗子，モスキート鉗子，持針器（ヘガール）

- 鎮痛・鎮静薬
 ペンタゾシン 1A（15 mg），ジアゼパムまたはミダゾラム 1A（10 mg）
- 局所麻酔薬
 E入りキシロカイン® 10 cc
- **メス**
 10番（21番）と11番
- 骨ろう（bone wax）
- 手動式頭蓋穿孔器（**手回しドリル**）
 鉾状錐（1のキリ），円錐（2のキリ）
 1のキリと異なり，2のキリは先進するのではなく刃先周囲の掘削を広げる働きがあります．よって，力を加える必要は全くありません．
- 剪刀
 クーパー剪刀，ラミネク剪刀
- 攝子
 有鉤攝子，ゴールド（無鉤）攝子，アドソン（有鉤）攝子
- 開創器
 ウエイラナー開創器またはヤンゼン開創器
- **鋭匙（エイヒ）**
- **ペンフィールド**
- 吸引器具
 吸引嘴管と吸引チューブ
- 鉗子類
 モスキート鉗子，布鉗子，持針器
 ラスパトリウム（骨膜剝離子），リュウエル
- 縫合糸など
 3-0ナイロン糸，0絹糸（ドレーン固定用），**ステープラー**
- ドレーン器具
 シラスコン® 硬膜外ドレナージチューブ

＊**赤字**の器具は必ず用意したいもの．ただし各病院で穿頭一式の内容は多少異なります．

10 脳神経外科

THE手技

穿頭術は手術場だけでなく，救急外来のストレッチャー上でも行います．救急では細かいテクニックよりも迅速な減圧を優先して，手順をシンプルに考えてください．自施設での穿頭器具の保管場所を確認し，ぜひ一度器具に触れてシミュレーションしてみてください．

手術適応 慢性硬膜下血腫

- ◎ 神経脱落症状（片麻痺，記銘力・見当識障害・歩行障害など）
- ◎ 頭蓋内圧亢進の症状（頭痛，嘔気など）
- ＊高齢者では症状に乏しいことに留意しておきます．

準 備

穿頭する箇所

最も血腫の厚い箇所を狙う

- 特に原則はありませんが，最も血腫の厚い箇所に穿頭しています．それは効率よく血腫除去が可能で，脳損傷などの手技に伴う合併症を軽減できると考えるためです．
- 具体的には，画像所見（CT）から頭皮上で血腫局在を推定し穿頭位置を決めます．おおよその目安として，temporal line（側頭線）上で外耳孔の直上との交点付近に，血腫が厚いことが多いです．

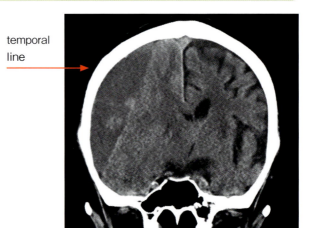

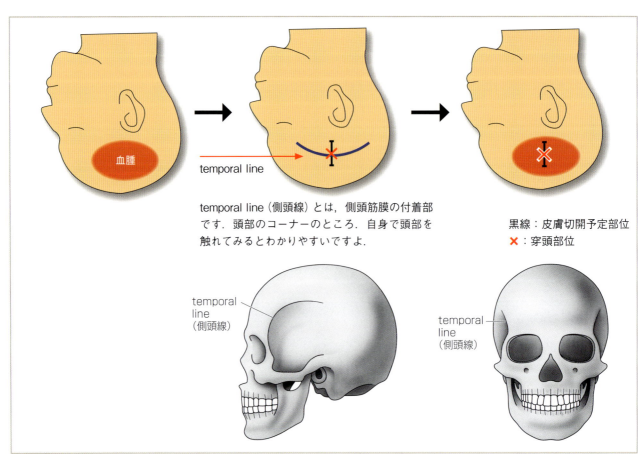

temporal line（側頭線）とは，側頭筋膜の付着部です．頭部のコーナーのところ．自身で頭部を触れてみるとわかりやすいですよ．

黒線：皮膚切開予定部位
×：穿頭部位

208

患者の体位

半側臥位か側臥位，穿頭部位を中心に体位を決める

- 基本的には半側臥位か側臥位で，背中にクッションを敷きます．頭部を軽度挙上した後に回旋させて，穿頭部が中心にくるよう微調整します．馬蹄型固定器があれば使用します．なければ硬めの円座や枕で代用します．点でなく面で頭部を支えることが重要です．
- ※高齢者では頸椎に疾患を有する可能性があり，過度な屈曲伸展や回旋は避けます．

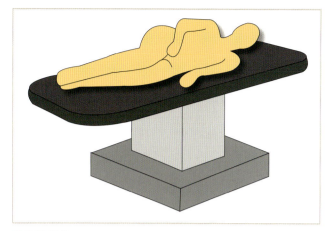
● 半側臥位

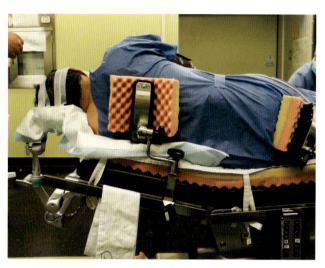

穿頭時のドリルの持ち方・頭蓋骨への当て方・術者の姿勢

- 頭蓋骨を穿つには，ドリルをある程度の力で骨に押し当てます．ただ力が過剰だと，硬膜を突き破り，脳損傷を生じる危険があるため，コントロールが重要となります．

■ **ドリルの持ち方：（右利きの場合）**
- 右手でハンドル，左手で柄の端を持ち，ドリル全体を胸の前辺りで操作します．

■ **術者の姿勢：**
- 両足を前後方向に開き，膝は軽く曲げて，やや前傾の姿勢をとります．
- 体幹のバランスをとることで，腕からドリルへ伝わる力を制御できます．
- ※穿頭中，助手は両手で患者の頭部をおさえます．頭部保持が不十分だと，穿頭位置や先進方向がずれることがあります．

■ **頭蓋骨への当て方：**
- 骨面に対してドリルを垂直に当てます．
- 頭蓋骨は球状であることに留意します．
- 頭蓋骨に対して斜めにドリルが進んでいくと途中で空回りして止まるか，硬膜損傷を起こすことがあります．

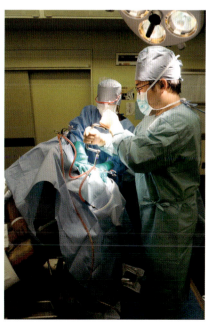
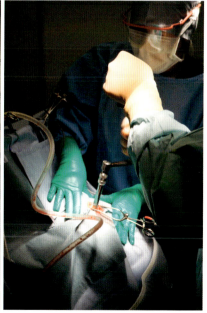

10 脳神経外科

手技の実際

■ 鎮痛・鎮静薬を投与

ペンタゾシン（15 mg）1A 静注，ジアゼパム（10 mg）/ミダゾラム（10 mg）1/4-1/2A を静注します．

STEP 1　皮膚切開と展開

● メスを力強く頭蓋骨に押し付け，皮膚切開を行います．

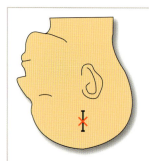
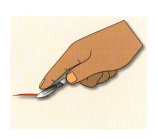
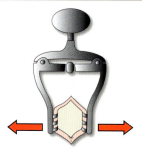
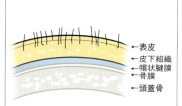

a. 穿頭予定部位をマーキング（✗）し，✗を中心に 3 cm（2 横指）の切開線（黒線）を描き，イソジン®液で消毒後，局所麻酔を行います．

b. 10 番（21 番）メスを頭蓋骨に押し当てながら皮膚切開．ためらわずに力を入れます．バイポーラを使用し，高出力で皮下出血を止血します．

c. 骨膜も切開し，ラスパトリウムで切開部を左右に拡げ，ヤンゼン開創器で術野を展開します．

※頭皮は表皮・皮下組織・帽状腱膜・骨膜で構成されており分厚い（平均 8 mm）．

STEP 2　穿頭①　鉾状錐（1 のキリ）を使用

● 穿頭部位を開創器で展開したら，1 のキリ（鉾状錐）を付けた手回しドリルで穿頭していきます．先端が槍状の 1 のキリは先進方向へ掘削する力があり，硬膜の一部が露見するまで回し続けます．

● 頭蓋骨に垂直にドリルを置き，左掌で軽く力を加えながら右手でハンドルを回します．骨質の段階的な抵抗で層を確認しながら，硬膜を損傷しないように行います．

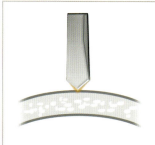
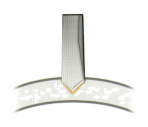
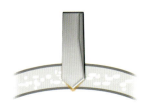
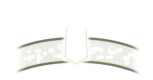

① 皮質骨：**皮質骨外板の硬い抵抗**を感じます．

② 海綿骨：抵抗はしだいにやわらぎ，**海綿骨特有のザラザラとした感触**が伝わります．

③ 皮質骨：海綿骨を超えると，**皮質骨内板の硬い抵抗**を強く感じます．ドリルをゆっくり 1 回転ずつ回していくと，**さらに強い抵抗（内板を超えた段階）**を感じます．その時点でドリルを止めます．

④ 内板を超えています．ドリルを外すと，穿頭部位の中央に硬膜の一部が露見します．

STEP 3 穿頭② 円錐（2のキリ）を使用

- ドリルの先端を鈍状錐（1のキリ）から円錐（2のキリ）に代えて行います．
- 頭蓋骨の厚さは約6mmです．頭頂骨よりも前頭骨，男性よりも女性のほうが骨は厚い傾向があります．

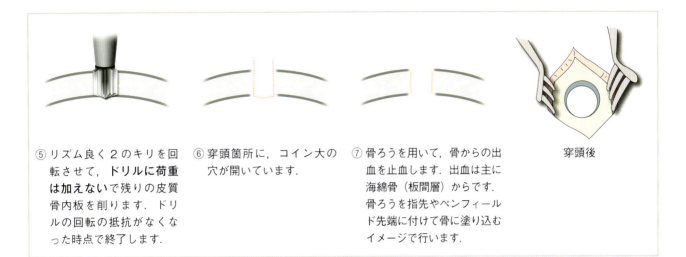

⑤ リズム良く2のキリを回転させて，**ドリルに荷重は加えないで**残りの皮質骨内板を削ります．ドリルの回転の抵抗がなくなった時点で終了します．

⑥ 穿頭箇所に，コイン大の穴が開いています．

⑦ 骨ろうを用いて，骨からの出血を止血します．出血は主に海綿骨（板間層）からです．骨ろうを指先やペンフィールド先端に付けて骨に塗り込むイメージで行います．

穿頭後

STEP 4 ドレナージチューブの準備

- 硬膜切開前にあらかじめドレナージチューブを皮下に通します．
- 理由は慢性硬膜下血腫の被膜切開後，すみやかにチューブを挿入し，被膜内への空気混入を避けるためです．

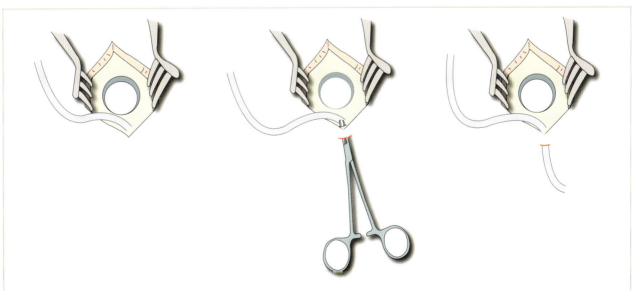

a. チューブ先端を皮下に持ってきます．

b. 新たに小さな皮膚切開を行います（赤線）．同切開部よりモスキート鉗子を挿入し，チューブ先端を把持します．

c. 把持後，モスキート鉗子を引き抜くと，チューブが皮下から頭皮上に抜けます．

STEP 5 硬膜の切開

- バイポーラの出力を中出力に下げ，硬膜全体を十分に凝固止血します．
- 11番か15番メスで硬膜を十字切開し，切開した硬膜片をバイポーラで凝固します．切開部を広げていくと，黒褐色の慢性硬膜下血腫の被膜が露見してきます．

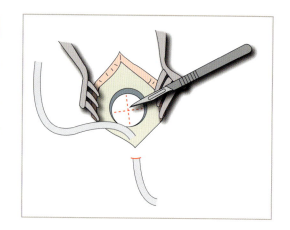

STEP 6 血腫被膜の切開，ドレナージチューブの挿入と固定

- 血腫被膜を切開し，ドレナージチューブの挿入と固定をします．

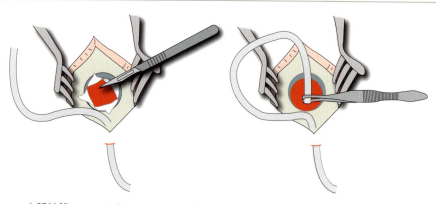

a. 血腫被膜にメスを入れると，圧を持った暗赤色の血腫が噴出してきます．

b. あらかじめ皮下を通していたドレナージチューブを血腫腔内にすみやかに挿入します．

挿入する長さは，頭蓋骨外板から約4 cm（＝血腫腔内に3 cm）です．ドレーン刺入部では，絹糸（0絹糸）を用いて皮膚とチューブを固定します．

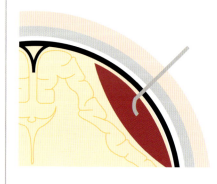
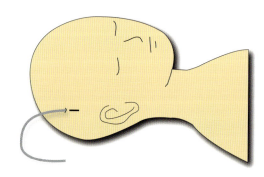

STEP 7 閉創

- 閉創前に，チューブ内に排液されているかを確認します．まれに血腫被膜外にチューブが挿入されていることがあります．
- 皮下は吸収糸（3-0 PDS®/Vicryl®）を用いて，皮膚はステープラーを用いて縫合します．

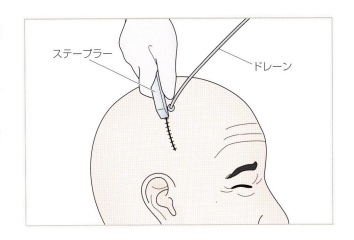

STEP 8 術後管理

- 病棟へ帰室後にドレナージチューブは開放します．
- 開放位置は外耳孔付近に固定し，自然開放します（陰圧をかけない）．術後8〜12時間ほど経過した後に頭部CTを撮影し，血腫除去と脳の膨隆を確認します．ドレナージチューブを抜去し，リハビリを開始．術後1週間で抜鉤します．

ドレナージチューブ管理の注意

a. 総排液量が200〜250 mL以上で，液性状がやや透明な場合は髄液の流出を疑います．
　→チューブはクランプ閉鎖する．
b. 排液量が5 mL/h以下の場合は，チューブ閉塞を疑います．
　→ドレーンバッグ位置を数cm下げるか，やさしくミルキングをする．

慢性期のフォロー

- 再発率は5〜10％（ほとんどは術後6か月以内）
- 術後6か月以上経過した症例で，再発はほぼない．
- 術後の再発予防に以下の内服薬が推奨されている．
  …カルバゾクロム・トラネキサム酸，五苓散，柴苓湯）
- 再発時の術式は同じく穿頭術で，同一箇所を使用してもよい．

開頭術
（急性硬膜外血腫・急性硬膜下血腫）

一部の症例＊を除く，すべての脳神経外科手術で行う手技です．

＊慢性硬膜下血腫，脳室腹腔（VP）シャント術，内視鏡手術など

簡潔にいえば，
① 頭皮を切開し，皮下組織と筋層を剥離し，骨弁をとる，
② 閉創時はその逆で，骨弁を戻した後に筋層と皮下組織を縫合し，頭皮を閉じる，

手技です．

ここでは急性硬膜外血腫と急性硬膜下血腫を例に挙げます．

術式は，開頭血腫除去術＝開頭術＋血腫除去です．

状況によっては，まず緊急穿頭術（→次頁参照）を行った後，手術室へ移動してから開頭血腫除去を行うこともあります．

今回は前頭側頭開頭を例に2パターン（耳介前部，耳介後部）で示します．

＼開頭術に必要な物品・器具／

穿頭術に用いた器具とおおむね同じですが，新たに，以下の器具が必要となります．

01 | 電動式頭蓋穿孔器＝電動ドリル（perforator）
02 | クラニオトーム
03 | 骨弁固定用プレート
04 | 頭皮クリップ

※赤字の器具は必ず用意したいもの

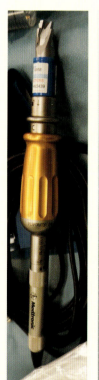
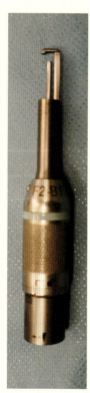

電動ドリル　　クラニオトーム

● 器具の持ち方

脳神経外科でよく使用する手術器具操作のポイントの一つに，器具の持ち方があります．持ち方くらい人それぞれ好きにすればいいという意見もありますが，少し意識してみることでずいぶんと印象が変わることがあります．
具体的には鉛筆・箸の持ち方で，単身の細長の器具（メス・ペンフィールド・吸引嘴管）は鉛筆，∧型の器具（バイポーラ・鑷子）は箸の持ち方をします．鉛筆や箸は日常生活の中で当たり前に行う所作で，普段気に留めることはありません．ただ逆に言えば，慣れ親しんだものでもあります．手技が上手くいかないときや不慣れな器具を操作する際に，このような馴染みのある持ち方を意識することで，自らの意思どおりに操作することができます．
また器具操作を安定させるために，手指の置き方も重要です．なんらかの手技をする際，力みがでたり手が震えてしまうと満足のいく結果は得られません．原因は，腕から手指への力の伝え方の不良，つまりバランスが悪いからです．そこで，操作側の小指や手首をどこか安定した場所に置いてください．すると手が安定するので，イメージしたとおりの手技が行えます．

2 開頭術（急性硬膜外血腫・急性硬膜下血腫）

THE手技

 手術適応 両疾患とも適応はほぼ同じ

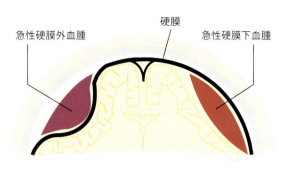

◎ 急性硬膜外血腫
1. 血腫厚 1～2 cm 以上
2. 血腫量 20～30 mL 以上
3. 合併する頭蓋内血腫の存在
4. 神経症状の進行
5. 切迫脳ヘルニア兆候

◎ 急性硬膜下血腫
1. 血腫厚 1 cm 以上
2. 意識障害を呈し midline shift（正中偏位）が 5 mm 以上
3. 明らかな mass effect
4. 血腫による神経症状あり
5. 神経症状の急速な悪化

≫ 緊急穿頭術

■ 緊急穿頭術とは
- 救急外来などで行う穿頭術のことです．
- 外傷性頭蓋内出血（急性硬膜外血腫，急性硬膜下血腫）で，進行する意識障害や脳ヘルニア兆候の患者が，手術室まで移動する時間がない場合に行う応急的な減圧手術です．穿頭後に手術室に搬送して，引き続いて開頭血腫除去を行います．

■ 緊急穿頭術の適応
- 特に決められたものはありませんが，"血腫"により"意識障害"が出現・進行している例が対象となります．
- 目安としては下記を参考にしていただくとよいでしょう．
  A. GCS 4-10，JCS20 以上
  B. 急速な神経症状の悪化（意識障害，瞳孔不同の出現，対光反射の消失）
  C. 血腫による mass effect＋もしくは 10 mm 程度の midline shift（正中偏位）＋かつ広範な脳実質損傷を認めない

■ 使用する物品や器具，手技
- 前項の穿頭術と同じですが，場所が救急外来や病室であるため，ベッドや物品に多少違いがありますが，臨機応変に行います．
- 穿頭する箇所については，頭皮損傷部や骨折部があればそこでも可です．

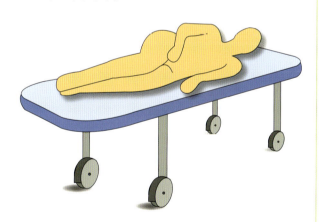

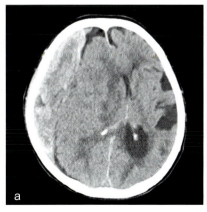
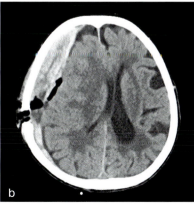

ER で緊急穿頭を行った急性硬膜下血腫の CT 画像．穿頭前（a）と穿頭直後（b）．穿頭のみである程度の減圧が得られます．

準 備

体位と頭部固定

上体をやや挙上し，頭部は術野が真上にくるよう調整します

- 体位は仰臥位もしくは半側臥位で，上体をやや挙上させます（15°程度）．
- 術野が真上にくるように頭頸部をゆっくりと動かします．
- 前頭側頭開頭では，頸部を屈曲，頭部を伸展・回旋させ，頭頂部を軽度下げます．
- 頭部固定は3点ヘッドピン固定か馬蹄形ヘッドレストを用います．

※過度な頭頸部の動きは，気道閉塞や頸椎損傷をきたす可能性があります．

皮膚切開線デザイン，剃毛，消毒と局所麻酔

- 皮膚切開線を描いた後，術野周囲を電動シェーバーで剃毛します．
- イソジン®液で消毒し，E入りキシロカイン®液を注射します．

手技の実際

STEP 1　皮膚切開と展開

外傷症例に対する前頭側頭開頭の例

- 耳介前方の皮膚切開線

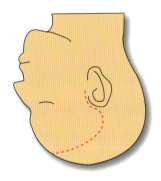 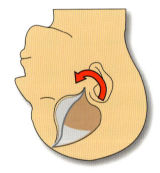 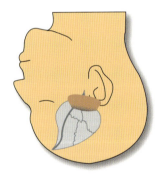

① 皮膚に垂直に10番（21番）メスを立て，帽状腱膜の層まで皮膚切開します．

② バイポーラで止血した後，皮膚を翻転します．

③ 骨膜を切開し，骨膜剥離子を用いて側頭筋と骨膜を翻転します．

- 耳介後方の皮膚切開線

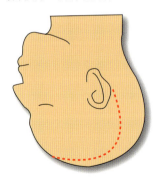 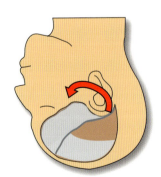 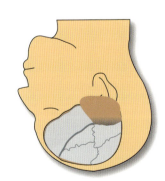

STEP 2 開頭

- 電動ドリル（perforator）で穿頭します．
- クラニオトームを用いて頭蓋骨を切ります．

※頭蓋内圧が亢進していると，骨弁除去時に急激な血圧低下が生じることがあるので注意します．

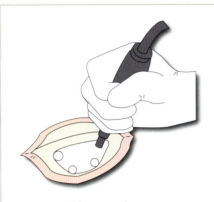
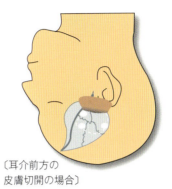
〔耳介前方の皮膚切開の場合〕
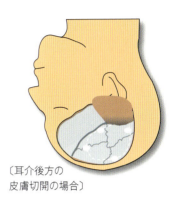
〔耳介後方の皮膚切開の場合〕

- 3，4か所穿頭します．
ドリルには安全装置が付いており，頭蓋骨に対して垂直に進入していれば，硬膜に到達した時点で自然に停止します．

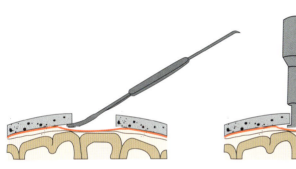
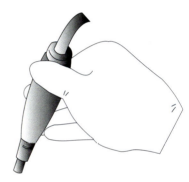

- 次にペンフィールドで頭蓋骨と硬膜との癒着を剥がします．
- クラニオトームを用いて，穿頭箇所を滑らかな線で結ぶように頭蓋骨を切ります．クラニオトームの刃先は頭蓋骨と硬膜の間におきます．上図のような持ち方で奥から手前に引くように動かすと操作が容易です．

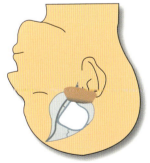
〔急性硬膜下血腫〕　〔急性硬膜外血腫〕

- 骨弁を取ると，硬膜を確認できます．
- 急性硬膜外血腫（上図）では骨弁除去すると，血腫が露見します．

STEP 3　硬膜の切開

- 急性硬膜外血腫では，頭蓋骨直下に血腫が存在するため，硬膜切開の必要はありません．
- 急性硬膜下血腫では，硬膜を切開しなければ減圧が達成できません．硬膜を十字もしくは円弧状に切開，切開後は血腫除去に入ります．
- 切開後は血腫除去に入ります．
- 脳表に近い場所での手術に顕微鏡は必ずしも必要ではありません．

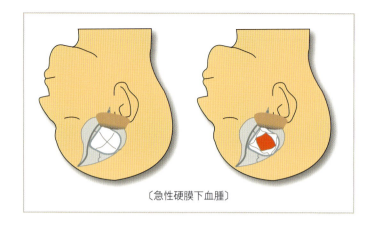

〔急性硬膜下血腫〕

STEP 4　閉創

- 止血確認後，骨弁を戻し，骨弁固定用プレートを2, 3枚用いて固定します．解剖学的構造に従い筋層，皮下組織や皮膚を縫合します．ドレナージチューブを，皮下もしくは硬膜下に挿入して固定します．

※筋層は絹糸，帽状腱膜や皮下組織は吸収糸，皮膚はステープラーで縫合します．

≫ 皮膚切開線デザインのポイント

❶→❸の順番で進めます．
❶ 頭皮上で病変位置を同定
❷ 病変局在から開頭範囲を決定
❸ 皮膚切開線を描く

❶ 頭皮上で病変位置を同定

- 頭部の解剖学的指標（眼や耳，外後頭隆起，正中）を起点として，頭部画像から病変位置を同定します．

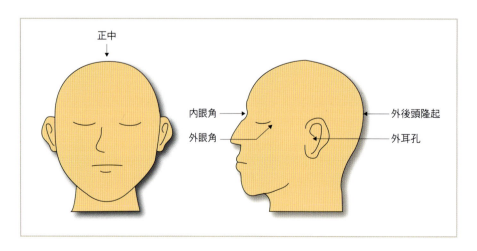

2 開頭術（急性硬膜外血腫・急性硬膜下血腫）

- 頭部画像（CT, MRI）から病変部位を同定します．
  CT と MRI では撮像条件の違いがあります．

  > 頭部 CT は，OM line：orbitomeatal base line 眼窩（外眼角）と外耳孔を結ぶ線
  > 頭部 MRI は，AC-PC line：前交連と後交連を結ぶ線
  > （AC：anterior comissure，PC：posterior comissure）

  撮影間隔（撮影幅）が 5 mm，2.5 mm など異なります．そのため MPR（multi planar reconstruction）の画像を利用します．MPR は，病変局在の 3 次元的な把握に有用です．通常の CT 撮影は軸位断（axial）ですが，放射線技師に MPR 作成を依頼すればよいです．

- 上記の方法でも頭皮上での病変同定が困難なときは，頭部をマーキングして再度 CT 撮影します．クリップやコインを頭皮上に置いて撮影すると，病変位置が同定しやすいです．

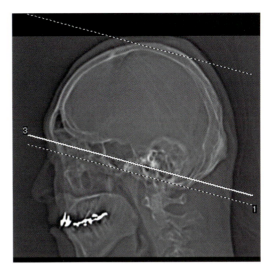

OM line

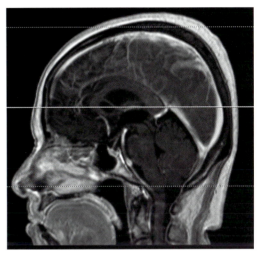

AC-PC line

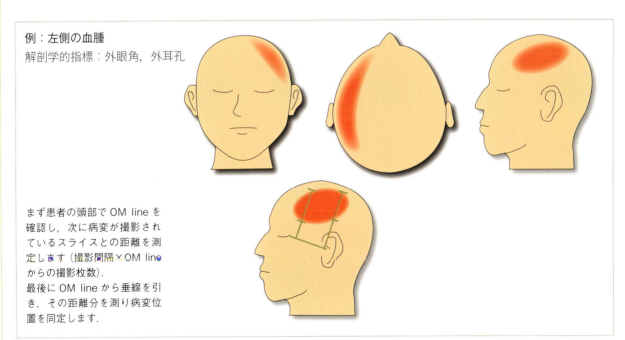

例：左側の血腫
解剖学的指標：外眼角，外耳孔

まず患者の頭部で OM line を確認し，次に病変が撮影されているスライスとの距離を測定します（撮影間隔×OM line からの撮影枚数）．
最後に OM line から垂線を引き，その距離分を測り病変位置を同定します．

10 脳神経外科

❷ 病変局在から開頭位置を決定

静脈洞（上矢状静脈洞と横静脈洞）の位置に注意しながら，病変を取り囲むように開頭位置を決めます．

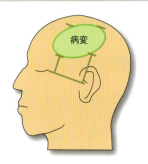
病変位置の同定

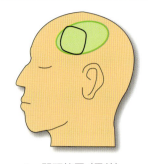
a-1　開頭範囲（黒線）

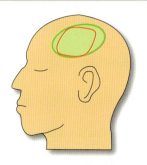
a-2　開頭範囲（赤線）

病変を取り囲むように予定開頭範囲を決めます．

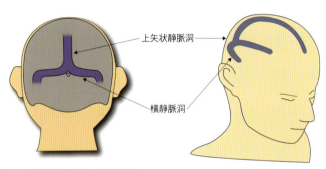
b．上矢状静脈洞と横静脈洞

上矢状静脈洞は頭部正中を，横静脈洞は後頭部を走行していますが，もし開頭時に誤って静脈洞を損傷すると止血に苦慮します．よって，静脈洞を避けて開頭することが無難です．

❸ 皮膚切開線を描く

開頭範囲を囲うように円弧状もしくは線状に切開線を描きます．
術後の創傷治癒障害の予防のため，頭皮への主要血管（主に浅側頭動脈 STA と後頭動脈 OA）をできるだけ温存します．

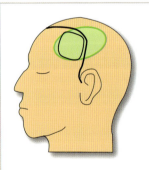
c-1 皮膚切開線（黒線）

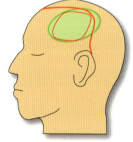
c-2 皮膚切開線（赤線）

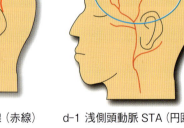
d-1 浅側頭動脈 STA（円囲い）

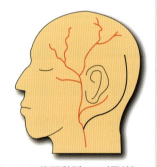
d-2 後頭動脈 OA（黒線）

皮弁の血流維持のため，皮弁の皮膚切開線の端は広げます．整容的な観点から，皮膚切開線は hair line ＝ "髪の生え際" 後方に描きます．

主要血管，特に STA は，耳珠前方を指で押さえると拍動を容易に触知できます．

3 t-PA静注療法

症例 80歳，男性．主訴は意識障害．救急隊の情報では，1時間前から様子がおかしい，右上下肢の動きが悪い．意識はJCS10-20でGCS9（E3V2M4），失語と顔面右側の麻痺，右上下肢の麻痺MMT1-2を認める．

＼THE手技／

STEP 1 チェックリスト＋NIHSSを確認

- t-PA投与に際しては禁忌事項のチェックリスト（**表❶**）があるので，それを使用して効率よく情報を取りながら，ルート確保と採血，画像検査室（CT・MRI）への連絡，薬局への連絡をして画像検査に向かいます．

POINT 見逃しやすいt-PA投与の禁忌事項
▶ 低血糖（低血糖性の片麻痺や意識障害あり）
▶ 大動脈解離（胸部X線写真にて縦隔拡大を確認）
▶ 消化管出血（便潜血も考慮）

- 頭に浮かべるイメージとして以下のような症例がt-PA治療のよい適応です．
  ① 神経症状：NIHSS6点以上
  ② DWI：明瞭な高信号域が広くない
  ③ MRA：主幹動脈（内頸動脈・中大脳動脈M1 or M2）が閉塞している

※注意事項
1. 一項目でも「適応外」に該当すれば実施しないでください．
2. 一項目でも「慎重投与」に該当すれば，適応の可否を慎重に検討し，治療を実施する場合は患者本人・家族に正確に説明し同意を得る必要があります．
3. 「慎重投与」のうち，下線をつけた4項目に該当する患者に対して発症3時間以降に投与する場合は，個々の症例ごとに適応の可否を慎重に検討する必要があります．

表❶ アルテプラーゼ静注療法のチェックリスト[1)]

適応外（禁忌）	あり	なし
発症～治療開始時間 4.5 時間超	□	□
※発症時刻（最終未発症時確認時刻）〔 ： 〕		
※治療開始（予定）時刻〔 ： 〕		
既往歴		
非外傷性頭蓋内出血	□	□
1ヶ月以内の脳梗塞（一過性脳虚血発作を含まない）	□	□
3ヶ月以内の重篤な頭部脊髄の外傷あるいは手術	□	□
21日以内の消化管あるいは尿路出血	□	□
14日以内の大手術あるいは頭部以外の重篤な外傷	□	□
治療薬の過敏症	□	□
臨床所見		
くも膜下出血（疑）	□	□
急性大動脈解離の合併	□	□
出血の合併（頭蓋内，消化管，尿路，後腹膜，喀血）	□	□
収縮期血圧（降圧療法後も185 mmHg以上）	□	□
拡張期血圧（降圧療法後も110 mmHg以上）	□	□
重篤な肝障害	□	□
急性膵炎	□	□
血液所見		
血糖異常（<50 mg/dL，または>400 mg/dL）	□	□
血小板：100,000/mm^{3}以下	□	□
血液所見：抗凝固療法中ないし凝固異常症において		
PT-INR>1.7	□	□
aPTTの延長（前値の1.5倍［目安として約40秒］を超える）	□	□
CT/MR所見		
広汎な早期虚血性変化	□	□
圧排所見（正中構造偏位）	□	□
慎重投与（適応の可否を慎重に検討する）	**あり**	**なし**
年齢　81歳以上	□	□
既往歴		
10日以内の生検・外傷	□	□
10日以内の分娩・流早産	□	□
1ヶ月以上経過した脳梗塞（とくに糖尿病合併例）	□	□
3ヶ月以内の心筋梗塞	□	□
蛋白製剤アレルギー	□	□
神経症候		
NIHSS値26以上	□	□
軽症	□	□
症候の急速な軽症化	□	□
痙攣（既往歴などからてんかんの可能性が高ければ適応外）	□	□
臨床所見		
脳動脈瘤・頭蓋内腫瘍・脳動静脈奇形・もやもや病	□	□
胸部大動脈瘤	□	□
消化管潰瘍・憩室炎，大腸炎	□	□
活動性結核	□	□
糖尿病性出血性網膜症・出血性眼症	□	□
血栓溶解薬，抗血栓薬投与中（とくに経口抗凝固薬投与中）	□	□
※抗Xa薬やダビガトランの服薬患者への本治療の有効性と安全性は確立しておらず，治療の適否を慎重に判断せねばならない．		
月経期間中	□	□
重篤な腎障害	□	□
コントロール不良の糖尿病	□	□
感染性心内膜炎	□	□

STEP 2　CT撮影

- CTでは写真のようなHyperdense MCA signといった急性期の中大脳動脈の閉塞を示唆する所見が認められました．ここでオンコールの脳卒中担当医に連絡を取ります．もし離島やへき地で担当医が不在の場合は，MRIがあればそのまま撮影をします．CTを省略してMRIを先に撮影する施設もあります．

STEP 3　MRI撮影

- 重要なのは"急性期脳梗塞の臨床診断"です．つまり全てのシークエンスを撮影する必要はなく，限定して検査時間を短縮します．頭部DWI（拡散強調画像）および頭頸部MRAを優先し，T2 FLAIR，T2*（スター）は省くことも可能です．
- DWIでは左大脳半球にごく軽度の高信号域のみ，MRAでは右中大脳動脈以遠（M1途中）より末梢の描出なく，急性期脳梗塞の診断です．急いでERへ戻り，t-PA投与の準備をしましょう．

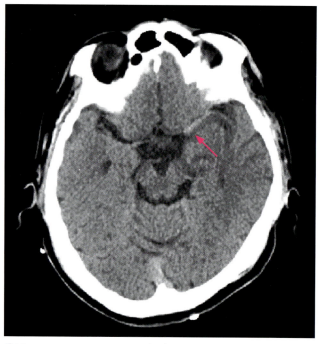

●Hyperdense MCA sign（→）

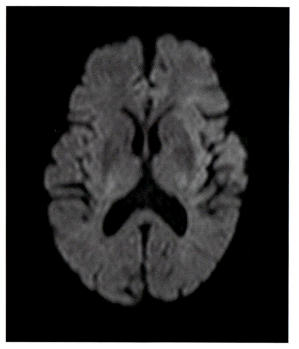

●頭部DWI画像

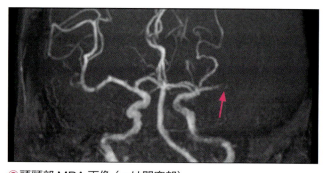

●頭頸部MRA画像（→は閉塞部）

STEP 4 承諾書

● 血液検査結果を含め，特に禁忌項目はなく，NIHSS は 18 点です．

● では t-PA 投与にあたり，本人・家族の承諾が必要です（表❷）．今回は投与するベネフィットが上回ると判断しますが，t-PA は強力な凝固線溶薬ですので，投与後の出血のリスクに関しても説明して理解を得る必要があります．ただし患者本人は意識障害のため病状説明の理解が困難なことがあります．その場合は家人のみに承諾を得てもかまいません．また家人も不在の時は医師の判断で t-PA 投与が可能です．

STEP 5 t-PA 投与

● 家人から承諾を得ました．t-PA 投与する量は決まっているのでしょうか？

● t-PA 投与量は体重ごとに厳密に規定されているので，スケールベッドを使用しますが，無い場合は施設なりの方法で代用しましょう．換算表を用います（表❸）．体重 60 kg なので 3.5 mL を急速静注し，31.3 mL を 1 時間で投与します．投与時間は体重と関係なく 1 時間と決まっています．

STEP 6 t-PA 投与開始後

● t-PA 静注後に刻々と変化する患者状態を把握するために，15 分毎のバイタル測定と神経診察は必須です（表❹）．今回の患者さんは，投与後 15 分で右上肢が少し動くようになった印象ですが NIHSS では 15 点で大きな変化ありません．閉塞部位によって異なりますが，t-PA の再開通率は概して 30% 程度です．特に中枢に近い部位ではさらに下がります．

表❷　アルテプラーゼ静注療法説明文書の例[2]

患者氏名 ＿＿＿＿＿＿＿ 様

あなたの病気は，脳梗塞です．

✓ 脳の血管の血栓（血液のかたまり）がつまることにより、脳に酸素や栄養が送られなくなって、脳が障害される病気です。
✓ 主な症状は、手足の麻痺、しびれ、言語障害、意識障害などです。
✓ 脳梗塞の治療では、できるだけ早く（症状が現れてから 4.5 時間以内）つまった血管を開通させて脳への血流をよくすることが大切です。
✓ アルテプラーゼ静注療法とは、血管につまった血栓を溶かすことにより、脳への血流を回復させ、症状を改善させる治療法です。

方 法：症状が現れてから 4.5 時間以内に tPA（アルテプラーゼ）というお薬を 1 時間かけて点滴します。

効 果：米国で行われた臨床試験では、tPA を使った人の 39% が、3 か月後に障害のない状態にまで回復し（使わなかった人では 26%）、3 か月以内の死亡率は 17%（使わなかった人では 21%）でした。日本の全国調査（2005～2007 年）では、tPA を使った人の 33% が障害のない状態にまで回復し、死亡率は 13% でした。
　ただし、脳の CT や MRI で脳梗塞による変化が強く現れている人や血圧や血糖の調節が困難な人などは、副作用の危険が高くなるため、tPA を使わない場合があります。

副作用について、説明します。
　この薬の特性から最も多い副作用は出血です。その程度は様々ですが、とくに「出血性脳梗塞などの頭蓋内出血」に注意する必要があります。
　脳の血管がつまるとその先の血管も酸素不足のためにもろくなります。tPA により血栓が溶けて、つまった血管が開通すると、この血流に耐えきれず、血管の壁が破れて出血を起こします（この治療を行わなくても起こることがあります）。この程度は様々で、CT で初めてわかるものから症状が悪化するもの、場合によっては、生命に関わるものまであります。米国の試験では「症状の悪化を伴った頭蓋内出血」は 6% でした（tPA を使わなかった人では 0.6%）。日本の全国調査では 4% でした。
　その他の副作用として、胃腸、膀胱や肺などの出血、出血に伴う貧血、血圧低下、発汗、熱感、発熱などがあります。いずれも 1% 未満です。

表❸　アルテプラーゼ投与量換算表（一部）[2]

40～51 kg				52～69 kg			
製剤：600 万単位製剤 3 本（または 1200 万単位 1 本＋ 600 万単位 1 本）を添付の溶解液 30 mL で溶解				製剤：2400 万単位製剤 1 本（または 1200 万単位 2 本）を添付の溶解液 40 mL で溶解			
体重(kg)	総量(mL)	急速静注(mL)	持続静注(mL)	体重(kg)	総量(mL)	急速静注(mL)	持続静注(mL)
40	23.2	2.3	20.9	52	30.2	3.0	27.2
41	23.8	2.4	21.4	53	30.7	3.1	27.6
42	24.4	2.4	22.0	54	31.3	3.1	28.2
43	24.9	2.5	22.4	55	31.9	3.2	28.7
44	25.5	2.6	22.9	56	32.5	3.3	29.2
45	26.1	2.6	23.5	57	33.1	3.3	29.8
46	26.7	2.7	24.0	58	33.6	3.4	30.2
47	27.3	2.7	24.6	59	34.2	3.4	30.8
48	27.8	2.8	25.0	60	34.8	3.5	31.3
49	28.4	2.8	25.6	61	35.4	3.5	31.9
50	29.0	2.9	26.1	62	36.0	3.6	32.4
51	29.6	3.0	26.6	63	36.5	3.7	32.8
				64	37.1	3.7	33.4
				65	37.7	3.8	33.9
				66	38.3	3.8	34.5
				67	38.9	3.9	35.0
				68	39.4	3.9	35.5
				69	40.0	4.0	36.0

表❹　アルテプラーゼ静注療法後の管理指針（一部）[2]

1. 神経学的評価
    a. 投与開始～1 時間（rt-PA 投与中）：15 分毎の評価
    b. 1～7 時間 :30 分後
    c. 7～24 時間 :1 時間毎
    頭痛、悪心・嘔吐、急激な血圧上昇を認めた場合、緊急 CT スキャンを実施する。rt-PA の投与中の場合、投与を中止する。
2. 血圧測定
    a. 投与開始～2 時間 :15 分毎の測定
    b. 2～8 時間 :30 分毎
    c. 8～24 時間 :1 時間毎
    収縮期血圧が 180 mmHg または拡張期血圧が 105 mmHg を超えた場合、測定回数を増やし、これ以下の血圧値を維持するため降圧療法を開始する。降圧薬の選択については、わが国の高血圧治療ガイドライン 2009 の推奨に準じる。
3. その他の注意事項
    a. CT（MRI）が 24 時間撮像可能な施設の SUC（ICU）またはそれに準じる病棟で管理する。最低でも治療開始後 24 時間まで観察を継続する。
    b. 経鼻胃管、膀胱カテーテル、動脈圧モニタカテーテルの挿入は、投与開始直後を避け、なるべく遅らせる。
    c. 治療後 24 時間以内の抗血栓療法の制限。発症から 24 時間以降にヘパリンを投与する場合、aPTT が前値の 2 倍を超えない。
    d. CT（MRI）で出血性梗塞を認めた場合はより厳重に経過の観察を行い、抗血栓療法の開始時期を決定する。
    e. 症状増悪の場合、速やかに CT（MRI）を施行、増悪の原因を明らかにし処置を行う。

STEP 7　t-PA投与後の流れ

 PLAN A　血管内治療が可能な場合

● t-PA投与後の流れは，すぐに血管撮影室に移動し，血管造影を行いt-PAの治療反応を見る場合や，t-PA投与後の症状を見てから血管撮影の有無を判断するなど，施設により状況は異なります．血管内治療の技術進歩により急性期脳梗塞の治療はt-PA単独ではなく，現在の主流はt-PA＋血管内治療です．またt-PAが投与できない症例（発症より4.5時間以上経過）や，適応の判断に苦慮する症例（抗血栓薬内服や腎不全）に

おいても，血管内治療は実施可能な場合があります．そのため急性期脳梗塞の診療に脳卒中医は不可欠です．

PLAN B　脳卒中医が不在の場合

● 一方，脳卒中医が不在の場合は，DSRを念頭に転院搬送を考慮しましょう．DSRとはDrip, Ship and Retrieveの略で，脳梗塞の診断をした一次病院でt-PA投与を開始し（Drip），投与中に脳卒中の基幹病院へ搬送し（Ship），到着後に血管内治療へ移行します（Retrieve）．画像共有技術などの病院間連携が重要となりますが，近年増加傾向の脳梗塞に対して，このようなシステムの普及が望まれます．

Column　血管内治療：脳血栓回収療法（Acute Thrombectomy）

血栓回収療法は，当初は有効性が示されませんでしたが，その後のデバイスの進歩で治療成績が向上し，2015年にt-PA単独よりもt-PA＋血管内治療のほうが有意な予後改善が得られたという報告があり，発症6時間以内の適応症例に対しては血管内治療を行うべきと推奨されました．2018年ガイドラインが一部改定され，発症16～24時間以内の適応症例〔閉塞血管：内頸動脈か中大脳動脈近位部，18歳以上，

NIHSS 6点以上（中等症以上），ASPECTS：Alberta Stroke Program Early CT Score 6点以上（虚血範囲が広くない）〕に対しても血栓回収が勧められています＊．

ただし，いずれもt-PA適応例に対してはまずt-PA投与を優先することを忘れていけません．

＊経皮経管的脳血栓回収用機器 適正使用指針 第3版

 Column　画像での早期虚血性変化の診断
DWI-ASPECTS, DWI-FLAIR mismatch, Clinical-DWI mismatch

医師が最も頭を悩ませるのは，画像からt-PAの禁忌項目である"広範な早期虚血性変化が生じていること"の判断です．
以下に，早期虚血性変化の画像評価方法を示しますが，いずれもエビデンスは確立されておらず，ある程度は主観的判定が入ると思われます．

● CT-based
　・ ASPECTS：10点満点，減点方式
　　中大脳動脈領域を10領域に分けてそれぞれの領域の早期虚血性変化の有無をポイント化して評価，8点以上なら良好な転帰
● MRI-based
　・ DWI-ASPECTS：11点満点，減点方式
　　上の10領域にW（図）を加えたもの．7～8点以上が良好な転帰とされる．
　・ DWI-FLAIR mismatch：DWI陽性病変の大きさと，FLAIR陽性病変の大きさの差異
　　DWIが発症後1時間以内の早期虚血変化を描出できるのに対し，FLAIR画像は3時間以内の早期虚血変化を同定し難く，両者の所見の差を根拠とする．特に，発症時刻が不明な脳梗塞の評価に有用とされる．（DWI高信号，FLAIR等信号なら脳梗塞発症4.5時間以内と判断）
　・ Clinical-DWI mismatch：臨床的重症度（NIHSSなどの神経症状スケール）と，DWI陽性病変の大きさとの差異

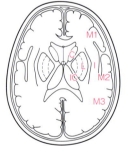

C：caudate　　　　　　　M2：MCA cortex lateral to insular ribbon
L：lentiform　　　　　　M3：posterior MCA cortex
I：insular ribbon　　　　M4～6：immediately superior to M1, M2,
IC：internal capsule　　　　　and M3, rostral to basal ganglia
M1：anterior MCA cortex　W：deep white matter

例：NIHSS≧8 and DWI-ASPECTS≧8，もしくは
　　NIHSS score≧8 and DWI≦25 mL
・ MRA-DWI mismatch：MRAでの主幹動脈病変の有無とDWI所見を組み合わせ
例：MRA主幹動脈閉塞（ICA or MCA M1 and M2）and DWI-ASPECTS≧6
CTのみでの判別は脳卒中専門医であっても誤認する可能性があるため，画像読影に自信がなければ頭部MRI撮影することが望ましい．

● 文献
1) t-PA静注療法のチェックリスト．http://the-smartdoctor.com/rtpa_check/
2) rt-PA（アルテプラーゼ）静注療法適正治療指針第二版．www.jsts.gr.jp/img/rt-PA02.pdf

付表

★★★★★

Procedural GP の手技力

チェックリスト

1 救急

2 麻酔科

3 産婦人科

4 在宅緩和ケア

5 整形外科

6 泌尿器科

7 眼科

8 耳鼻咽喉科

9 皮膚科

10 脳神経外科

★　　　 Basic skills　　　 ＝初期研修医が身につけたい手技力

★★　　 Intermediate skills ＝総合診療医が身につけたい手技力

★★★　 Advanced skills　 ＝1年間の専門研修（サブスペシャリティー研修）で
　　　　　　　　　　　　　身につけたい手技力

★★★★ Specialist skills　 ＝専門医の手技力

付表

① あなたが初期研修医ならば「★」を，総合診療医ならば，「★」と「★★」の手技を優先的に身につけてみましょう．
② 到達すべきレベルを設定してみましょう．

レベルA　ひとりでできる
レベルB　ひとりでできる（シミュレーション下）
レベルC　指導医の下できる
レベルD　術者の介助ができる

難易度	手技力リスト	本文関連頁	必要な手技（該当するものに○）	到達すべきレベル	到達日
1　救急	**1-1　困難な気道確保**				
★	マスク換気（バッグバルブマスク）	4			
★	挿管介助（BURP法）	4			
★	気管挿管（喉頭鏡）	4			
★	気管挿管（ビデオ喉頭鏡）	4			
★	LMA挿入	5			
★★	LMAを用いた気管挿管	5			
★★	気管支鏡を用いた気管挿管	5			
★★	輪状甲状間膜穿刺	6			
★★★	輪状甲状間膜切開	6			
	1-2　ルート確保				
	緊急時におけるルート確保				
★	末梢静脈へのルート確保（前腕）	8			
★	末梢静脈へのルート確保（肘）	8			
★	末梢静脈へのルート確保（上腕内側）	8			
★★	大腿静脈へのルート確保（超音波ガイドなし）	8			
	超音波を用いて末梢静脈短軸像の描出				
★	前腕	8			
★	肘	8			
★	上腕内側	8			
★	大腿静脈	8			
	緊急時における超音波ガイド下血管穿刺				
★★	交差法を用いて大腿静脈に穿刺	8			
	1-3　胸腔ドレナージ				
★	胸膜までの局所麻酔	10			
★	皮膚切開	10			
★	ペアンによる肋間筋剝離	10			
★	ペアンによる胸膜突破	10			
★	指による脱気（finger drainage）	11			
★★	チェスト・チューブ挿入	11			
	1-4　心囊ドレナージ				
★	心囊液の確認（心エコー）	13			
★★	局所麻酔	13			
★★	心囊液試験穿刺	13			
★★★	心囊ドレナージ（心窩部アプローチ）	13			
★★★	心囊ドレナージ（左前胸部アプローチ）	13			

Procedural GP の手技力　チェックリスト

難易度	手技力リスト	本文関連頁	必要な手技（該当するものに○）	到達すべきレベル	到達日
2-1　脊髄くも膜下麻酔					
穿刺前の準備					
★	ヤコビー線を用いた L3/4, L4/5 の同定	16			
★★	超音波を用いた L3/4, L4/5 の同定	16			
穿刺					
★	局所麻酔ができる（27G）	17			
★	脊髄くも膜下腔への穿刺	17			
★	穿刺針を把持しながら麻酔薬を注入	19			
穿刺後					
★	麻酔の効果範囲のチェック（ピンプリックテスト）	19			
★	麻酔の効果範囲のチェック（コールドテスト）	19			
★	血圧低下の対処	19			
★★★★	硬膜穿刺後頭痛の対処	19			
薬剤の選択（手術部位と手術予定時間による調整）					
★	会陰領域の 1 時間以内の手術（前立腺生検など）	19			
★★	下肢の 1 時間以内の手術（外反母趾手術など）	19			
★★★	下肢〜下腹部の 2〜3 時間程度の手術（卵巣のう胞切除など）	19			
★★★★	オピオイドも併用した脊髄くも膜下麻酔（帝王切開など）	19			
2-2　硬膜外麻酔					
穿刺前の準備					
★	手術部位に応じた穿刺部位の選定	21			
穿刺					
★	局所麻酔	17			
★★	腰部硬膜外腔（L3/4 付近）への穿刺	21			
★★	やや頭側の腰部硬膜外腔（Th12/L1 付近）への穿刺	21			
★★★	胸部硬膜外腔（Th8/9 付近）への穿刺	22			
★★	ガラスシリンジを用いて抵抗喪失を確認（空気/生理食塩水）	22			
★	穿刺針を把持しながらカテーテルを挿入	23			
薬剤の選択（手術部位と手術予定時間による調整）					
★★	急性腰痛に対する腰部硬膜外ブロック	24			
★★★	腰椎領域への持続硬膜外麻酔（下肢手術・下腹部手術の術中術後鎮痛）	24			
★★★★	胸椎領域への持続硬膜外麻酔（上腹部手術・胸部手術の術中術後鎮痛）	24			
2-3　超音波ガイド下末梢神経ブロック					
上肢：リニアプローブを用いたプレスキャン					
★	斜角筋間の腕神経叢を描出	31			
★	鎖骨上で腕神経叢を描出	32			
★★	腋窩で筋皮神経を描出	33			
★★★	上腕で正中神経，尺骨神経，橈骨神経を描出し，連続性を頼りに腋窩での 3 神経の位置を同定	33-35			
上肢：穿刺					
★★	腕神経叢ブロック斜角筋間アプローチ	31			
★★	腕神経叢ブロック鎖骨上アプローチ	32			

	難易度	手技力リスト	本文関連頁	必要な手技（該当するものに○）	到達すべきレベル	到達日
2 麻酔科	★★★	腕神経叢ブロック腋窩アプローチ	33			
	★★★★	腕神経叢ブロック鎖骨下アプローチ	33			
	下肢：リニアプローブを用いたプレスキャン					
	★	鼠径部で大腿神経を描出	36			
	★	膝窩で坐骨神経を描出	37			
	下肢：穿刺					
	★★	大腿神経ブロック	36			
	★★	坐骨神経ブロック膝窩アプローチ	37			
	体幹：リニアプローブを用いたプレスキャン					
	★	上腹部で腹直筋鞘と腹直筋鞘後葉の同定	39			
	★	側腹部で内外腹斜筋と腹横筋の3層構造の同定	40			
	体幹：穿刺					
	★★★	腹直筋鞘ブロック	39			
	★★★	腹横筋膜面ブロック側方アプローチ	40			

2-4　超音波ガイド下血管穿刺

	難易度	手技力リスト	本文関連頁	必要な手技（該当するものに○）	到達すべきレベル	到達日
	リニアプローブを用いたプレスキャン					
	★	超音波を用いて内頸静脈短軸像の描出	43			
	★★	超音波を用いて鎖骨下で腋窩静脈長軸像の描出（動脈との鑑別）	47			
	穿刺					
	★★	交差法を用いて内頸静脈に穿刺（人工呼吸器管理中）	43			
	★★★	交差法を用いて内頸静脈に穿刺（人工呼吸器管理なし）	43			
	★★★★	平行法を用いた鎖骨下アプローチで腋窩静脈に穿刺（人工呼吸器管理中）	47			
	★★★★	平行法を用いた鎖骨下アプローチで腋窩静脈に穿刺（人工呼吸器管理なし）	47			

2- コラム　手技時の鎮静・鎮痛

	難易度	手技力リスト	本文関連頁	必要な手技（該当するものに○）	到達すべきレベル	到達日
	鎮静前の評価					
	★	全身麻酔に準じた気道の評価	48			
	★	全身麻酔に準じた呼吸補助の準備	48			
	鎮静薬投与（効果発現時間とその特徴を知る）					
	★★	ミダゾラム（ドルミカム®）（成人）	48			
	★★	ミダゾラム（ドルミカム®）（小児）	48			
	★★	ケタラール（ケタミン®）（成人）	48			
	★★	ケタラール（ケタミン®）（小児）	48			
	★★	プロポフォール（ディプリバン®）（成人）	48			
	★★	プロポフォール（ディプリバン®）（小児）（全身麻酔の導入や維持，比較的短時間の処置時には使用可）	48			
	★★	デクスメデトミジン（プレセデックス®）（成人）	48			
	★★	デクスメデトミジン（プレセデックス®）（小児）	48			
	★★	バルビツレート系（イソゾール®，ラボナール®）（成人）	48			
	★★	バルビツレート系（イソゾール®，ラボナール®）（小児）	48			
	★★	ケトフォール（ケタミン®＋プロポフォール®）（成人）	48			
	★★	ケトフォール（ケタミン®＋プロポフォール®）（小児）	48			

Procedural GP の手技力　チェックリスト

	難易度	手技力リスト	本文関連頁	必要な手技（該当するものに○）	到達すべきレベル	到達日
2 麻酔科		**鎮痛薬投与（効果発現時間とその特徴を知る）**				
	★★	フェンタニル（成人）	48			
	★★	モルヒネ（成人）	48			
	★★	ペンタゾシン（ペンタジン®）（成人）	48			
	★★	ブプレノルフィン（レペタン®）（成人）	48			
		拮抗薬投与（効果発現時間とその特徴を知る）				
	★★	フルマゼニル（アネキセート®）（成人）	48			
	★★	フルマゼニル（アネキセート®）（小児）	48			
	★★	ナロキソン®（成人）	48			
	★★	ナロキソン®（小児）	48			
		薬剤の選択と投与量				
	★	脊髄くも膜下麻酔により鎮痛が完全に得られているときの鎮静	48			
	★★★	内視鏡検査や内視鏡処置時の鎮静	48			
	★★★	脱臼や骨折整復時の鎮静	48			
	★★★★	小児の鎮静（処置や検査時）	48			
		鎮静後				
	★	鎮静後の低血圧への対応	48			
	★★	鎮静後の舌根沈下への対応	48			
	★★★	鎮静後の呼吸停止への対応	48			

	難易度	手技力リスト	本文関連頁	必要な手技（該当するものに○）	到達すべきレベル	到達日
3 産婦人科		**3-1　子宮頸がん検診**				
	★	腟鏡診	53			
	★	子宮腟部細胞診（子宮頸がん検診）	55			
	★★	子宮腟部細胞診結果の理解	57			
		3-2　外陰・腟の診察手技				
	★	外陰部の視診と触診	59			
	★	バルトリン腺嚢胞・膿瘍の診断	59			
	★★	バルトリン腺嚢胞・膿瘍の穿刺	59			
	★★★★	バルトリン腺嚢胞・膿瘍開窓術	59			
	★★	性器ヘルペスの診断	60			
	★	腟分泌物の採取	61			
	★	グラム染色	62			
	★★	腟分泌物の鏡検（湿式マウント，KOH標本）	61			
	★★★	腟炎の診断	61			
	★	性感染症のスクリーニング	61			
		3-3　不正性器出血の診断手技				
	★	外陰部の診察，腟鏡診による出血部位の同定	64			
	★★★	外陰・腟内病変の診断	64			
		経腟エコー検査				
	★★★	子宮の観察	67			
	★★★	両側付属器の観察	69			
	★★★	骨盤内の観察	69			
	★★★★	子宮・付属器病変の診断	67-69			

229

	難易度	手技カリスト	本文関連頁	必要な手技（該当するものに○）	到達すべきレベル	到達日
❸ 産婦人科	★	内診	65			
	★★★	内診による子宮付属器の評価	65			
	★★★★	子宮体がん検診	70			
	3-4　妊娠の診断手技					
	★	妊娠反応検査（尿 hCG 定性検査）	72			
	経腹超音波検査					
	★★	子宮内妊娠確認	72			
	経腟超音波検査					
	★★★	胎嚢確認	72			
	★★★	胎芽確認	73			
	★★★	胎児心拍確認	75			
	★★★	上記が確認できない時に妊娠異常を想起	72-75			
	★★★★	妊娠の異常の診断（流産，異所性妊娠など）	72-75			
	★★★	胎児頭殿長（CRL）の計測	73			
	★★★★	分娩予定日の決定	75			
	3-5　胎児エコーの検査手技					
	★★★	胎児数の確認	80			
	★★★	胎児心拍の確認	80			
	★★★	胎児の向きの確認	81			
	胎児発育の評価					
	★★★	児頭大横径（BPD）の計測	82			
	★★★	腹囲（AC）の計測	83			
	★★★	大腿骨長（FL）の計測	84			
	★★★	児推定体重（EFW）の算出	85			
	★★★	胎児の発育の評価	85			
	羊水の評価					
	★★★	羊水インデックス（AFI）の計測	86			
	★★★	羊水ポケット（AP）の計測	86			
	★★★	羊水量の評価	86			
	胎盤・臍帯の評価					
	★★★	胎盤の位置の確認	87			
	★★★	臍帯の付着位置の確認	87			
	★★★★	胎盤・臍帯の異常の診断	87			
	胎児 well-being の評価					
	★★★★	バイオフィジカル・プロファイルスコア（BPS）のスコアリング	88			

	難易度	手技カリスト	本文関連頁	必要な手技（該当するものに○）	到達すべきレベル	到達日
❹ 在宅緩和ケア	**4-1　終末期の鎮静**					
	PCA ポンプ／翼状針／サーフロー®針					
	★	薬剤の充填	92			
	★	穿刺と固定（サーフロー®針）	92			
	★	穿刺と固定（翼状針）	92			
	間欠鎮静					
	★★★	選択肢提示（患者さん本人）	92,106			

	難易度	手技力リスト	本文関連頁	必要な手技（該当するものに○）	到達すべきレベル	到達日
4　在宅緩和ケア	★★★	選択肢提示（ご家族）	92,106			
	★★★	間欠鎮静導入の判断	92			
	★★	投与量の設定	92			
	★★	投与間隔の設定	92			
	★★★	薬の効き具合の確認	92			
	持続鎮静					
	★★★	選択肢提示（患者さん本人）	93,106			
	★★★	選択肢提示（ご家族）	93,106			
	★★★	持続鎮静導入の判断	93			
	★★	初期投与量の設定	93			
	★★	持続投与量の設定	93			
	★★★	持続投与量の調整（頻回な訪問）	93			
	★★★	鎮静中の家族サポート	93,106			
	4-2　気管カニューレの選択					
	★★	現在挿入されているカニューレの再評価	96			
	★★	カフリークテスト	96			
	カニューレの選択ができる					
	★★	カフなしカニューレ	96			
	★★	二重管構造カニューレ	96			
	★★	スピーチカニューレ	97			
	★★	レティナ®	97			
	★★	吉田式ストレートタイプ®	98			
	気管切開孔閉鎖の判断					
	★★	気管切開孔閉鎖のタイミングを判断	98			
	★★	気管切開孔閉鎖不全時の紹介のタイミングを判断	98			
	4-3　胸腹水穿刺					
	★	体位（ポジショニング）	100			
	★	穿刺部の決定（超音波）	100			
	★★	穿刺手技（穿刺）	100			
	★★	穿刺手技（固定）	100			
	★★	穿刺後の排液量調整	100			
	★★	穿刺後合併症の評価	100			
	★★★	穿刺後合併症の対応	100			
	4-4　PICC 挿入					
	★★	適応判断	102			
	★	穿刺部位の決定	102			
	★	長さの同定	102			
	★	清潔操作の準備	102			
	★	超音波による静脈の同定	102			
	★★	挿入手技	102			
	★	刺入部固定	102			
	4-5　皮下輸液					
	★★	適応判断	104			

	難易度	手技力リスト	本文関連頁	必要な手技（該当するものに○）	到達すべきレベル	到達日
4 在宅緩和ケア	★★	投与量の決定	104			
	★	穿刺部位の決定	104			
	★	挿入手技	104			
	★	刺入部固定	105			

		5-1 関節注射（穿刺）				
5 整形外科		関節注射（膝）				
	★	膝関節注射（用手的）	110			
	★	膝関節注射（超音波ガイド下）	111			
		関節注射（肩峰下滑液包）				
	★	後方アプローチ（用手的）	112			
	★	後方アプローチ（超音波ガイド下）	113			
	★	前方アプローチ（超音波ガイド下）	114			
	★★	烏口上腕靭帯アプローチ（超音波ガイド下）	115			
		5-2 骨折・脱臼の処置				
	★	指ブロック（腱鞘内ブロック）	117			
	★★	腕神経叢ブロック（腋窩アプローチ）	118			
	★★	腕神経叢ブロック（鎖骨上アプローチ）	120			
	★★	腕神経叢ブロック（斜角筋間アプローチ）	120			
	★★	手指関節の脱臼の整復	122			
	★★	肩関節（前方）脱臼の整復（Zero position 牽引法）	123			
	★★	手指骨（末節骨）の骨折：爪下血腫の除去	125			
	★★	中手骨頸部骨折（ボクサー骨折）の固定	126			
	★★	橈骨遠位端骨折の透視下整復	127			
	★★	血腫麻酔	127			
	★★	鎖骨骨折の固定	129			
		5-3 外固定（シーネ）				
	★★	前腕シーネ（橈骨遠位端骨折など）	131			
	★★	下腿シーネ（足関節捻挫・骨折など）	133			
		5-4 Fascia リリース				
	★★	肩痛時の肩甲下筋	136			
	★★	肩痛時の棘上筋	137			
	★★	腰痛時の多裂筋	138			
	★★	腰痛時の胸腰筋膜	139			

		6-1 排尿障害時のエコー診断				
6 泌尿器科	★	前立腺エコー（容積測定）	142			
	★	残尿エコー（残尿測定）	142			
	★	膀胱エコー（形状，壁肥厚，ストロングエコー，腫瘤の評価）	142			
	★	腎エコー（水腎症の評価）	143			
		6-2 尿道カテーテル留置困難				
	★	尿道カテーテル留置（男性）	145			
	★	尿道カテーテル留置（女性）	146			

Procedural GP の手技力　チェックリスト

	難易度	手技力リスト	本文関連頁	必要な手技（該当するものに○）	到達すべきレベル	到達日
6 泌尿器科	★★	尿道ブジー（前部尿道）	146			
	★★★	尿道ブジー（後部尿道）	146			
	★★	膀胱穿刺	146			
	6-3　急性陰囊症のエコー診断					
	急性陰囊症のエコー診断					
	★	プローブを陰囊に当てる	149			
	★★	精巣捻転の診断，ドップラーで血流確認	149			
	★★	精巣上体炎の診断，精巣上体の腫大確認	150			
	★★	無痛性の陰囊腫大，精巣内の液体確認	150			
	★★	精巣癌の診断，内部不均一の確認	150			
	精巣捻転に対する処置					
	★★★	精巣捻転時の用手的整復	149			
	★★★	精巣捻転を疑う際の陰囊の試験切開	149			

	難易度	手技力リスト	本文関連頁	必要な手技（該当するものに○）	到達すべきレベル	到達日
7 眼科	**7-1　視力測定**					
	★	視力測定（ランドルト環）	155			
	★	視力判定（学校検眼）	155			
	★	視力判定（普通運転免許）	155			
	7-2　眼圧測定					
	★	眼圧測定（触診）	158			
	★	眼圧測定（非接触式眼圧計）	157			
	★★★	眼圧測定（ゴールドマン眼圧計）	156			
	★	眼圧の解釈（異常値判定）	157			
	7-3　スリットランプ検査					
	スリットランプのセッティング					
	★	高さの調整	160			
	★	ピントのセッティング	161			
	スリットランプ検査					
	★	睫毛（まつげ）	161			
	★	眼瞼（まぶた）	161			
	★	眼瞼結膜	161			
	★	球結膜	161			
	★	角膜	161			
	★	前房の深さの評価	161			
	★	レンズ	161			
	フルオレセイン染色					
	★	染色手技	162			
	★	スリットランプで角結膜観察	162			
	★	眼底鏡のブルーライトで角結膜観察	162			
	眼科ミニスキル					
	★	点眼麻酔（適応判断）	162			
	★	点眼麻酔（点眼手技）	162			
	★	上眼瞼の翻転（手技）	162			

付表

難易度	手技力リスト	本文関連頁	必要な手技（該当するものに○）	到達すべきレベル	到達日
★	上眼瞼の翻転（結膜異物の除去）	162			
★	睫毛内反（逆さまつげ）の診断	162			
★	睫毛内反（逆さまつげ）の抜去	162			
★	流行性角結膜炎の診断	162			
★	アデノウイルス診断（角結膜の擦過）	162			
7-4　眼底検査					
眼底検査					
★	直像鏡（PanOptic®，VersaCam™ も含む）	164			
★★★	倒像鏡	164			
★★★	スリットランプ＋眼底レンズ	164			
★	眼底カメラ	164			
眼底所見がわかる					
★★	網膜剝離	165			
★★	硝子体出血	166			
★★	網膜中心動脈閉塞症	166			
★★	網膜動脈分枝閉塞症	166			
飛蚊症時の眼底所見がわかる					
★★	網膜後極部の裂孔	167			
★★★	網膜周辺部の裂孔	167			
高血圧の眼底所見がわかる					
★★	動脈の狭小化	167			
★★	静脈拡張	167			
★★	出血	167			
★★	白斑	167			
糖尿病の眼底所見がわかる					
★★	出血	167			
★★	白斑	167			
糖尿病のレーザー治療					
★★	適応判断	167			
★★★★	治療手技	167			
緑内障の眼底所見がわかる					
★★	視神経乳頭の陥凹の左右差	168			
★★	乳頭の蒼白化	168			
★★	乳頭の線状出血	168			
★★★★	視神経乳頭周囲の神経線維束の欠損	168			
7-5　眼科超音波検査					
★	眼底 B モード測定（網膜の観察）	171			
★	眼底 B モード測定（視神経の観察）	171			
★★★	眼底 B モード測定（ドップラーによる眼動脈の評価）	171			
★★★	眼底 A モード測定（眼軸長の測定）	170			

7 眼科

Procedural GP の手技力　チェックリスト

難易度	手技力リスト	本文関連頁	必要な手技（該当するものに○）	到達すべきレベル	到達日
8 **耳鼻咽喉科**	**8-1　鼻出血の止血処置**				
	鼻出血（前方）				
★	用手的圧迫止血	174			
★	ボスミン® 綿球による止血	175			
★★	ガーゼタンポンによる止血	175			
★★	灼熱止血（バイポーラ等）	175			
	鼻出血（後方）				
★★	バルーンによる止血	176			
★★★	硬性内視鏡による止血	176			
	8-2　耳垢除去				
★	診察時（耳）の頭部固定	178			
★★★	外耳道骨部の耳垢除去	179			
★★	耳垢栓塞の対処（耳垢鉗子）	179			
★	耳垢栓塞の対処（耳垢水）	180			
★	耳垢栓塞の対処（耳洗浄）	180			
★★	湿性耳垢の対処（耳垢鉗子）	181			
★	湿性耳垢の対処（耳垢水）	181			
★	湿性耳垢の対処（耳洗浄）	181			
	8-3　異物除去				
★★	外耳道異物（耳垢鉗子）	183			
★	外耳道異物（吸引）	183			
★	外耳道異物（洗浄）	183			
★★	外耳道異物（耳用小鈎）	184			
★	外耳道異物（生き物の場合のキシロカイン® スプレー投与）	184			
★	鼻内異物（鼻鏡による確認）	185			
★	鼻内異物（耳垢鉗子）	185			
★	鼻内異物（鑷子）	185			
★	鼻内異物（吸引管）	185			
★	鼻内異物（鼻息）	185			
★★	鼻内異物（耳用小鈎）	185			
★★★	咽喉頭異物（耳鼻科内視鏡による確認）	186			
★★★	咽喉頭異物（耳鼻科内視鏡による除去）	186			
	8-4　扁桃周囲膿瘍の切開排膿				
★	扁桃周囲膿瘍（診断）	188			
★★	扁桃周囲膿瘍（穿刺吸引）	188			
★★★	扁桃周囲膿瘍（切開排膿）	189			

難易度	手技力リスト	本文関連頁	必要な手技（該当するものに○）	到達すべきレベル	到達日
9 **皮膚科**	**9-1　糸状菌検査**				
★	検体の採取（鑷子）	192			
★	検体の採取（鈍メス）	192			
★	検体の選定（新しい皮膚）	192			
★	検体の選定（爪床の奥）	192			
★	KOH 標本の作成（皮膚）	193			

難易度	手技力リスト	本文関連頁	必要な手技（該当するものに○）	到達すべきレベル	到達日
9 皮膚科					
★	KOH 標本の作成（爪や厚い皮膚）	193			
★★	顕微鏡による観察（糸状菌の同定）	193			
★★	顕微鏡による観察（衣類の繊維の同定）	193			
9-2　ダーモスコピー検査					
★	ABCDE ルールを用いた評価	195			
ダーモスコピーの所見がわかる					
★★	parallel furrow pattern	196			
★★	lattice-like pattern	196			
★★	fibrillar pattern	196			
★★	parallel ridge pattern	196			
悪性黒色腫					
★★★★	悪性黒色腫の全摘	195			
9-3　粉瘤の切開排膿					
★	粉瘤の切開排膿の適応判断	198			
★	粉瘤の超音波検査（境界明瞭な嚢胞壁）	198			
★	粉瘤の超音波検査（境界不明瞭な嚢胞壁）	198			
★	局所麻酔（切開部）	198			
★★	局所麻酔（嚢胞壁と皮下組織の間）	198			
★	粉瘤の切開排膿（11 番メス）	198			
★	粉瘤の切開排膿（パンチ）	198			
★★	粉瘤の嚢胞除去	199			
★	粉瘤の切開排膿後の洗浄（注射器）	199			
★	炎症所見のない粉瘤摘出（タイミング判断）	199			
9-4　褥瘡のポケット切開					
★	切開の適応判断	201			
★	ゾンデによる広がりを確認しマーキング	201			
★	切開線のマーキング	201			
★	切開部の局所麻酔	201			
★★	15 番メスによる切開	201			
★★	雑剪による切開	201			
★★	ポケット内部の壊死組織除去（デブリードマン）	201			
★	ポケット内部の洗浄	201			
★★	ドレッシング材の選択	201			
★★★	陰圧閉鎖療法（NPWT）	201			
9-5　陥入爪の処置					
★	疼痛コントロール（コットン）	203			
★★	疼痛コントロール（点滴チューブ）	204			
★★	陥入爪の処置（局所麻酔）	203			
★★	爪の矯正（焼きペアン）	204			
★★	爪の矯正（ワイヤー）	204			

Procedural GP の手技力　チェックリスト

難易度	手技力リスト	本文関連頁	必要な手技（該当するものに○）	到達すべきレベル	到達日
10-1　穿頭術					
診断・手術適応					
★	慢性硬膜下血腫の診断	208			
★★★	手術適応の判断	208			
手術の準備					
★	器具の名称の把握	207			
★	器具の使用法の理解	207			
★	穿頭部位の決定	208			
★	手術時の患者の体位（ポジショニング）	209			
★	ドリルの持ち方	209			
★	頭蓋骨への当て方	209			
手術の実際					
★★	鎮痛・鎮静剤の投与	210			
★★	穿頭部位のマーキング	210			
★★	皮膚切開	210			
★★	骨膜切開	210			
★★	ラスパトリウムによる骨膜剥離	210			
★★	鉾状錐（1のキリ）による掘削	210			
★★	円錐（2のキリ）による掘削	211			
★★	骨ろうを用いた止血	211			
★★	ドレナージチューブの準備	211			
★★	硬膜の切開	212			
★★	血腫皮膜の切開	212			
★★	ドレナージチューブの挿入と固定	212			
★★	閉創（皮下縫合）	213			
★★	閉創（皮膚縫合）	213			
術後管理					
★★	ドレナージチューブ管理	213			
★★	ドレナージチューブ抜去	213			
★★	慢性期のフォロー	213			
10-2　開頭術					
★	急性硬膜外血腫の診断	215			
★	急性硬膜下血腫の診断	215			
★★★	手術適応の判断（急性硬膜外血腫）	215			
★★★	手術適応の判断（急性硬膜下血腫）	215			
★★★	緊急穿頭術の判断（外傷性頭蓋内出血）	215			
手術の準備					
★★★	器具の名称の把握	214			
★★★	器具の使用法の理解	214			
★★★	患者のポジショニング	216			
★★★	患者の頭部固定	216			
★★★	皮膚切開線のデザイン	216			
手術の実際					

237

	難易度	手技力リスト	本文関連頁	必要な手技（該当するものに○）	到達すべきレベル	到達日
❿ 脳神経外科	★★★	皮膚切開	216			
	★★★	側頭筋と骨膜の翻転	216			
	★★★	穿頭（機械式ドリル：perforator）	217			
	★★★	頭蓋骨と骨膜の癒着を剝離（ペンフィールド）	217			
	★★★	頭蓋骨切り（クラニオトーム）	217			
	★★★	骨弁除去	217			
	★★★	血腫除去（急性硬膜外血腫）	217			
	★★★	硬膜切開（急性硬膜下血腫）	218			
	★★★	ドレナージチューブの挿入と固定	218			
	★★★	閉創	218			
	術後管理					
	★★★★	重症脳損傷患者に対する集中治療	218			
	10-3　t-PA 静注療法					
	★	t-PA 禁忌事項の確認（アルテプラーゼ静注療法のチェックリスト）	221			
	★	NIHSS による評価	221			
	★	CT 読影（Hyperdense MCA sign）	222			
	★	MRI 読影（DWI）	222			
	★	MRI 読影（MRA）	222			
	★	承諾書の説明	223			
	★	投与量の決定	223			
	★★	投与の判断	223			
	投与後の流れ					
	★	投与後の管理（神経診察）	224			
	★★	DSR（Drip, Ship and Retrieve）の適応判断	224			
	★★★	血管内治療の適応判断	224			
	★★★★	血管内治療の実施	224			

索 引

数字・欧文

数字

4D エコー	77

A・B・C

ABCDE ルール	194, 195
AC (abdominal circumference, 腹囲)	80, 83
A モード (眼科エコー)	169
BB 弾	183
BPD (biparietal diameter, 児頭大横径)	75, 80, 82
BPS (biophysical profile score)	80, 88
B モード (眼科エコー)	169
Chiari 点	188
CRL (crown-rump length, 頭殿長)	73, 74
cutting 針	15, 24

D・E・F

DSR (Drip, Ship and Retrieve)	224
EFW (estimated fetal body weight)	80, 81, 85
Fascia リリース	135
FGR (fetal growth restriction, 胎児発育不全)	85
finger drainage	11
FL (femur length, 大腿骨長)	80, 84

H・I

Hyperdense MCA sign	222
i-gel®	3
interlaminar space	16

K・L・M・N

KOH 溶液	193
LMA	3, 5
maximal sterile barrier precautions	43
NIHSS	221
non-cutting 針	15
noncontact tonometer	156
NPWT (negative pressure wound therapy)	201
NST (non-stress test, 胎児心拍数陣痛計検査)	88

P・R

Panoptic 眼底鏡	164
parallel ridge pattern	195
PCA ポンプ	91
PICC	42, 101
rapid infusion catheter (RIC Line)	7

S・T

slide 操作	43-45
sugar tong splint	128, 132
t-PA	221, 223
temporal line	208
Thompson 点	188
tilt 操作	43, 45

V・Z

Versacam 眼底鏡	164
Zero position 牽引法	123

和文

あ

アイケア HOME 手持眼圧計	158
悪性黒色腫	194
足関節捻挫	133
アデノウイルス診断	163
趾ブロック	203
アルテプラーゼ	223
アルテプラーゼ静注療法	221
意思決定支援	106
萎縮性腟炎	60
異所性妊娠	73
異物除去	182
咽喉頭異物	186
陰嚢腫大	150
烏口上腕靱帯	113
腋窩静脈穿刺	47
エコー	7, 109, 116
エコープローブ	141

遠〜

遠位翼状ブロック	203
円錐	211
黄斑変性	155, 68

か

ガーゼタンポン	175
外固定	130
外耳道異物	183
開頭位置	220
開頭術	214
角膜	161
角膜混濁	169
かしわシーネ	132
下腿シーネ	133
肩関節	123
学校検眼	155
カテラン® 針	25
カフなしカニューレ	96
カフリークテスト	96
ガラスシリンジ	21, 22
眼科エコー	169
眼窩内腫瘍	171
間欠鎮静	92
眼軸長	170
カンジダ腟炎	60
関節液	111
関節注射	109
──烏口上腕靱帯 (CHL) アプローチ (超音波ガイド下)	115
──後方アプローチ (超音波ガイド下)	113
──後方アプローチ (用手的)	112
──前方アプローチ (超音波ガイド下)	114
眼底カメラ	164
眼動脈	171
眼内の異物	171
陥入爪	202
キーゼルバッハ部位	173, 174
気管カニューレ	95
気管支鏡	3, 5
気管切開からの離脱	98
気管挿管	5
吸引	183
急性陰嚢症	148
急性喉頭蓋炎	188

急性硬膜外血腫	214, 215	子宮内膜細胞診	63, 70	精巣捻転	149
急性硬膜下血腫	214, 215	子宮付属器（卵巣）	69	正中神経	34, 118
急性腰痛症	138	耳鏡	177	脊髄くも膜下麻酔	15
棘間靭帯	17	止血用バルーン	176	脊髄くも膜下麻酔針	15
棘上筋	137	耳垢鉗子	177, 181, 183	切開排膿	198
緊急穿頭術	215	耳垢除去	177	鑷子	182, 191
筋皮神経	35, 118, 119	耳垢水	179, 180	線状出血	165
筋膜性疼痛症候群	138	耳垢栓塞	179	前房	161
クスコ	51	糸状菌検査	191	前房出血	155
クラビクルバンド	129	視神経乳頭（の）陥凹	165, 168	前房の深さ	161
クラミジア	62	持続鎮静	92, 93	前立腺エコー	142
携帯型エコー	99	持続投与量	93	前立腺肥大症	141
経腟エコー	63	湿式マウント	58	前腕シーネ	131
経腹エコープローブ	77	湿性耳垢	181	爪下血腫	125
外科的気道確保	6	児頭大横径（BPD）	75, 80, 82	双手診	63
血管内治療	224	遮眼子	153	僧帽筋	136
血腫麻酔	127	灼熱止血	175		
血中 hCG 定量検査	73	尺骨神経	34, 118	**た**	
結膜	161	遮蔽板	153	ダームライト®	194, 195
肩甲下筋	136	終末期の鎮静	91	ダーモスコピー検査	194, 195
肩甲挙筋	136	手技時の鎮静	48	胎芽	73
腱鞘内ブロック法	117	手指骨	125	帯下（おりもの）	58
顕微鏡	191	出血（眼底）	165	胎児	77
肩峰下滑液包（SAB）	112, 114	上眼瞼の翻転	162	胎児 well-being	88
虹彩毛様体炎	155	硝子体出血	155, 165, 166, 168, 169	胎児エコー	77
交差法	28	耳用小鈎	182, 184, 185	胎児心拍	75
硬性内視鏡	176	静脈拡張	165, 167	胎児心拍数	77
喉頭鉗子	182	静脈留置針	7	胎児の大きさ	81
喉頭鏡	3, 5	睫毛鑷子	163	胎児の数	80
硬膜外麻酔	20	睫毛内反	163	胎児の心拍	80
コールドテスト	19	褥瘡のポケット	200	胎児の向き	81
ゴールドマン眼圧系	156	視力低下	165	胎児発育	85
骨折	125	腎エコー	143	胎児発育不全（FGR：fetal growth restriction）	85
鼓膜穿孔	180, 183	神経因性膀胱	141		
コンジローマ	60	神経線維束の欠損	165	大腿骨長（FL）	80, 84
		人工関節置換術	20, 110	大腿神経ブロック	36
さ		人工膝関節置換術	20, 25	胎嚢（GS）	72, 74
サーフロー®針	92	心嚢ドレナージ	12	胎盤	77, 87
細菌性腟炎	60	——左前胸部アプローチ	13	脱臼	123
臍帯	77, 87	——心窩部アプローチ	13	多裂筋	138
再膨張性肺水腫	100	水腎症	141, 143	チェスト・チューブ	11
鎖骨骨折	129	推定胎児体重（EFW）	80, 81, 85	腟鏡	51
坐骨神経ブロック	37	スパイナル針	15	腟鏡診	63
残尿エコー	142	スピーチカニューレ	97	中手骨頸部骨折（ボクサー骨折）	126
シーネ	130	スリットランプ	159	超音波ガイド下血管穿刺	8
子宮頸がん検診	51	性感染症	62	——（内頸静脈留置・腋窩静脈留置）	42
子宮頸部細胞採取器具	51	性器ヘルペス	59		
子宮頸部細胞診	56	生検用内視鏡	182	帝王切開術	20, 25
子宮体がん検診	63, 70	正常眼圧緑内障	157	点眼麻酔薬	170
子宮底長	89	精巣癌	150	点耳薬	180
子宮内膜細胞採取器具	63	精巣上体炎	150	点滴チューブ	202, 204

橈骨遠位端骨折	131
——の透視下整復	127
橈骨神経	34, 118
倒像鏡	164
頭殿長（CRL）	73, 74
糖尿病性網膜症	168
——の悪化	155
動脈狭小化	165, 167
ドップラー	171
ドップラー心音計	80
トリコモナス腟炎	60
ドルミカム®	93
ドレナージチューブ	207, 211
鈍メス	191

な

内診	63, 65
二重管構造カニューレ	96
尿hCG定性検査	71, 72
尿道カテーテル	140, 144
——留置	145
尿道狭窄	141
尿道損傷	145
尿閉	141
妊娠歴計算機	71
妊婦検診	89
ネイルドリル	204

は

排尿障害	141
白色乳頭	165
白内障	155
白斑	165, 167
バッグバルブマスク	4
バルトリン腺嚢胞	59
バルトリン腺膿瘍	59
皮下輸液	103
鼻鏡	173
非接触式眼圧系	156
ビデオ喉頭鏡	3, 5
鼻内異物	185
皮膚切開	10
——線デザイン	216, 218

飛蚊症	167
ピンプリックテスト	19
フェノール法	202
腹囲（AC）	80, 83
腹横筋膜面ブロック（側方アプローチ）	38, 40
腹直筋鞘ブロック	38, 39
太めの静脈留置針	7
プライムチェック®HSV	60
ブルーライト	162
フルオロセイン染色	162
ブロック針	25
分娩予定日	75
平行法	28, 136
閉塞隅角緑内障	155
ペットボトル	99
ベニューラ®針	99
ベベル（カット面）	17
——の向き	24
ヘルペス病変	59
変形性膝関節症	110
扁桃周囲炎	188
扁桃周囲膿瘍	187
——切開刀	187
膀胱エコー	142
鉾状錐	210
ボスミン®綿球	175
ボタン型電池	185

ま

マキシマルバリアプリコーション	102
睫毛	161
末梢神経ブロック（超音波ガイド下）	25
まぶた	161
耳処置用麦粒鉗子	177
耳洗銃	177
耳洗浄	180
メラノーマ	194
毛嚢炎	59
網膜色素変性症	155
網膜中心動脈閉塞症	155, 16, 166
網膜動脈分枝閉塞症	166

網膜剥離	155, 165, 168
網膜裂孔	165, 167
もなかシーネ	134

や

焼きペアン	202, 204
薬剤の充填	92
ヤコビー線	16
指ブロック	117, 122
用手的圧迫止血	174
羊水	77
羊水量（AFI：amniotic fluid index）	80, 86
翼状針	91, 92, 103
吉田式ストレートタイプ®	98

ら

卵黄嚢	73, 74
ランドルト環	153
リニアプローブ	25, 135
緑内障	168
淋菌	62
輪状甲状間膜	6
ルート確保	8
ルンバール針	15
レーザー治療	167
レティナ®	97
レンズ（水晶体）	161
老眼	155

わ

ワイヤー	202, 204
腕神経叢ブロック	31, 123
——腋窩アプローチ	31, 33, 118
——鎖骨下アプローチ	31
——鎖骨上アプローチ	31, 32, 120
——斜角筋間アプローチ	31, 120

Procedural GPの手技力

発　行	2018年6月15日　第1版第1刷 ©
編　著	齋藤　学
発行者	青山　智
発行所	株式会社 三輪書店
	〒113-0033 東京都文京区本郷6-17-9　本郷綱ビル
	TEL 03-3816-7796　FAX 03-3816-7756　http://www.miwapubl.com/
装丁・本文デザイン・組版	臼井弘志 (公和図書デザイン室)
印刷所	シナノ印刷株式会社

本書の内容の無断複写・複製・転載は，著作権・出版権の侵害となることがありますので，ご注意ください．

ISBN978-4-89590-635-7 C3047

JCOPY ＜(社)出版者著作権管理機構 委託出版物＞

本書の無断複製は著作権法上での例外を除き禁じられています．
複製される場合は，そのつど事前に，(社)出版者著作権管理機構 (電話03-3513-6969，FAX 03-3513-6979，e-mail：info@jcopy.or.jp) の許諾を得てください．